もののおまち

Dr.おまちの「お医者さま」ウォッチング

現役医師が本音で教える「医者」の見極め

JN094873

言視舎

プロローグ

コロナウイルス感染症が世界中で大流行してもうすぐ2年になる。

この間、毎日のように多くの医者がマスコミに登場した。医者という存在は、これまで以上に注目されているといえよう。

とはいうものの、一般の人にとって医者は、身近なのにわかりにくい存在なのではないか。「コロナ」とたたかう医療関係者の献身的な姿は、良いとばかりはいえないところがあった医者のイメージを、上方修正させたと思う。

一方で、「偉そう」な医者や、「勘違い」している医者はいまもいる。そういう医者が悪いイメージの元凶なのだろうが、それに拍車をかけているのが、ドラマ等に現れる「強欲な」医者像だ。

古今東西、医者を主人公にした小説やテレビドラマ、映画は多数つくられてきた。とりわけ昨今の日本のテレビドラマでは医療モノは視聴率を取れるのか、隆盛といっていい。

それらは、医者のヒューマニズムを描いたものもあるとはいえ、病院経営者側と正義感に駆られる医者との確執とか、大学や大病院内の医者たちの権力争い、アウトロー的な医者など、実際の医者の姿とはかけ離れた荒唐無稽なものが多い。

ドラマだから、面白おかしく、コメディ的な要素さえ感じさせることがあるのも、わからないでもない。しかし、それらで描かれる医者のイメージばかりが先行してしまうのは、いかがなものかと思う。

そもそも患者さんは、医者に命を預けるわけで、医者に対して特別な想いを抱かずにはおれない。そうした関係性のなかで、一般の人が思う医者と、現実の医者の実像とがかけ離れてしまうのは、お互いのコミュニケーションにとってはいいわけがない。

そこで医者についてのリアルな情報は有益だと考え、医者の「生態」ともいえることについて書いてみようと思った。

医者としての視点から医者と患者さんとの関係、医者は普段どんなことを考えているのか、どういう心構えで日常診療に臨んでいるのか、筆者の体験をベースに述べてみた。

また医者どうしの評価、どういう修業をして医者になるのか、医者は患者さんを内心どうみているのかなど、一般の人が知りたくても知り得ないことをできるだけ書いている。可能な範囲で実際の症例も入れた。病院と医者を選ぶポイントについても、具体的に筆者の考えをまとめている。

さまざまな医者の生身の姿を伝えることは、医者と患者さんとの良好なコミュニケーションを図り、ひいては誤診や医療ミスの減少にもつながると考える。

医者全般への批判はすべて己に返ってくるものとして、本書を書いた。

目次

第2章　普通の人は知らない「お医者さま」の世界　53

第1章

医者は、ほかの医者をどうみているのか？

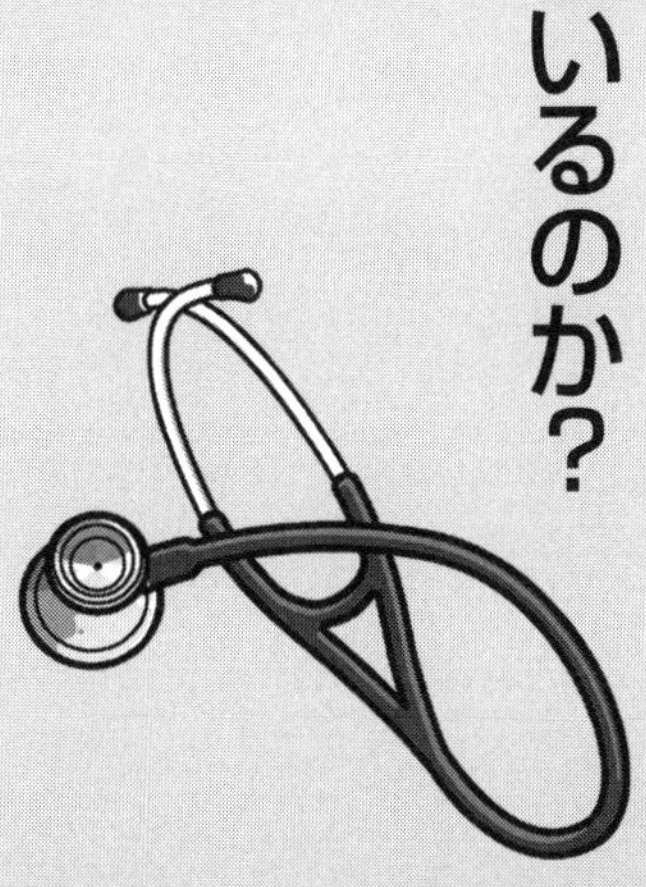

1　経験はどれだけものをいう?

古くから、「女房と畳は新しいほうがよい」といい、「医者と味噌は古いほうがよい」とか「医者と坊主は年寄りがよい」という。ほんとうだろうか。

現代の医療では、知識や治療法、治療手技も、検査や治療に使用する道具も薬も、日進月歩である。それがそのまま現場に当てはまるかどうかを含め、そうした知見に対する対応力が問われる。医学部出たての新米の医者では心もとない。研修が終わって数年しか経っていない医者でも、最新の知見に通じた勉強家はいるかもしれない。しかし、患者さんの全幅の信頼を得るまでにいたるのは難しい。といって古い医者は、最新の知見とかけ離れてしまうことがありそうで、心配ではある。

ただ、若い医者と20~30年の経験のある医者のどちらに診てほしいかと聞かれれば、私なら迷わず古株の医者だ。

日常の診療においては、最先端の技術や知見はあまり必要ではなく、長年培ってきた経験がものをいう、と私は思っているからだ。

▼「勘違い」は怖い

それから、医者になって7〜8年目というのも実に怖い。そこそこの経験を積んだつもりで、「自分は何でも知っている、何でもできる」と勘違いする時期だからだ。

内科10年外科8年と言われる如く、長い医者人生の中で10年なんてほんの序の口なのだが、勘違い医者が結構多い。そして若いがゆえに、ほとんどの人が健康体であり、よって患者さんの苦しみが実感できないことが多い。自分なら治せる、と傲慢な態度で無謀な診療をする。時に大失敗をする。まあ、その失敗の経験こそが次につながるのだが。

私自身もちょうどこの年代の勘違い医者に、40歳の我が身を委ねることになって、結果、棺桶に片足を突っ込んだ状態になった。辛うじて生還し、すこぶる健康で過ごせたはずの私のその後の人生は、ずっと体調不良を抱えたままだ。本来の体力の7割位の状態で過ごすはめになった。

▼症例 1

子宮腺筋症（子宮内膜組織が病的に増殖し、子宮の筋層に入り込んだ状態。妊娠、着床が難しいとされる状態）に加え、高齢での妊娠、そのための妊娠中毒症（現在は妊娠高血圧症候群と名称が変わっている）発症という三重苦の状態の患者さんがいた。

胎児の発育が危ぶまれる状態になり、とうとう帝王切開での早期の出産が決断された。

その主治医が医者になって7～8年目の勘違い期の医者だった。さらに悪いことは続く。

妊娠中毒症合併妊娠であったため、術後の血圧管理を厳重にしたかったのだろう。全身麻酔下で人工呼吸器につながれ、呼吸を止めることのできない手術台の患者に、麻酔科医が鎖骨下静脈からカテーテルを挿入して、中心静脈のルートを取ろうとした。技術が未熟だったのか失敗続きで、何度も何度も鎖骨下静脈への穿刺を繰り返した結果、胸膜を穿通して肺を損傷した。結局カテーテル挿入は断念して（麻酔器につながれているために、所詮無理があったのだが）、肺損傷に気づかないまま帝王切開が行なわれた。

手術そのものは問題なく終了したが、麻酔から覚めた後も、妊娠中毒症妊婦の出産後の子癇《しかん》発症を恐れた勘違い主治医が、術後もけいれんを予防するために多量の鎮静剤を投与し続けた。

（注：妊娠高血圧腎症の患者さんが、妊娠20週以降から多くは分娩期から出産1週間後にかけ、全身のけいれん発作から呼吸停止、いびきをかいて眠る昏睡状態を経て、意識を回

復したり再びけいれん発作から昏睡に陥る発作を繰り返す場合がある。この病気に罹患した妊婦さんの10～15％が死亡、胎児死亡率も25～40％という怖い妊娠合併症）

この多量の鎮静剤のため、意識がもうろうとして眠り続けていた患者さんは、感じていたであろう息苦しさを訴えることができない。肺からは空気が胸腹腔内に漏れ続け、数時間して損傷した肺から多量に漏れた空気で、片肺が圧迫され潰れてしまった。重度の医原性気胸（肺が潰れて外気を取り込めなくなった状態）の発症だ。

その間も極めて大量の補液が続けられた。何度目かの点滴交換に来た看護師の気配に、患者さんが気づいて補液の量を尋ね、朦朧とした意識のなかでもその量の多さに愕然とした。

本来の補液とけいれん予防の薬剤の点滴、2つのルートから1時間100㎖ずつ、単純に計算して1日に少なくとも4800㎖も点滴されていた。その他、術前に1000㎖、他に抗生物質の点滴100㎖が3回。つまり手術前から翌日夜まで、ざっと6000㎖も補液が行なわれていた計算になる。

これはとんでもない量だ。普通は多くても2000㎖、私たちが相手にしている高齢者では1500㎖でもビクビクしながら行なう。熱中症、脱水症などでも1000㎖ほどしかふつうは点滴しない。まして、気胸により片肺が潰れた状態だ。６０００㎖は、急性の薬物中毒とか毒物中毒で、強制的に体内から毒物を排泄させる必要のある時など、きわめて特殊な場合にしか投与しない量。命を救うためには、心不全や腎不全のリスクを冒してでも行なうというほどの大量なのだ。

通常、成人の体循環血液量は毎分５０００㎖ほど。そのうち肺には毎分５００㎖ほどの血液が環流している。片肺になった肺循環には単純に計算しても普段の倍量の血液が送られてくる。多量の液体が流れ込めば、心肺に与える悪影響は計り知れない。

出産可能年齢の若い患者さんを相手にしている産科では、補液が多少多くても患者さんの心臓や腎臓はもつのだろう。しかし、高齢の患者さんは、補液が少し多いだけでも命に関わる。

この患者さんの場合、息苦しさに異常事態を察知し、点滴を止めるよう要求してやっと補液が止められた。その時にはもう、うっ血による心肥大、肺水腫、肺葉の間に胸水の溜まる葉間胸水などを起こして、酸素飽和度は低下していた。もう少し補液を止めるのが遅かったらこの患者さんは死亡していただろう。

ことはそれだけでは終わらなかった。この勘違い医者の本領発揮はこの後だ。

気胸の治療には、まず胸膜空に胸腔ドレーンという管を差し込んでチューブにつなぐ。そのチューブをごくごく低い陰圧をかける機械につないで、肺から漏れて胸腹腔内に溜まった空気を体外に排出させ、肺の膨張を促すとともに胸膜の破れが閉じるのを待つ。

4～5日は陰圧をかけ、プクプクと引けてくる空気がなくなったら、陰圧をかけるのを止めて水封のみとする。胸部X線写真で、肺が縮まないことを少なくとも1週間ほどは観察する。

ところがこの医者は2日ほどで陰圧をかけるのをやめ、その結果、その患者さんの肺はまた縮んでしまった。そこで、この専門が産婦人科であって、内科でもまして外科でもない勘違い医者は、またもや大それた行動に出る。

縮んだ肺を一気に戻そうと、厚さ0・5㎛以下という薄いデリケートな肺胞膜の集合体である肺に接するドレーンにつながったチューブを、透視室の壁に据え付けられた喀痰の吸引などに使用する吸引機につないで、一気に吸引したのだ。

胸膜の癒着のためだろうか、完全には膨張しなかった肺を膨らまそうと、看護師に吸引圧をもっと上げるように指示し、患者さんの胸郭がミシミシいうほどの強さで数回吸引を繰り返した。耐えきれなくなった患者さんの苦しいという訴えで、とうとう諦めてやっと手技をやめた。

肺胞は一度破壊されたら二度と再生しない。この時の強い陰圧でたくさんの肺胞がプチプチとはじけただろう。その後、この患者さんの酸素飽和度は低いままで、息苦しさが持続している。

何でもできると勘違いして、良く知りもしない手技を誤った方法で実行し、取返しのつかない医療過誤を起こした。それほど酷い勘違いだった。

▼医者の想像力

勘違い医者は論外だが、患者さんとしては意思の疎通がうまくいかないという想いをすることがあるだろう。

診察を受けて、さまざまな体調不良の訴えをしてみても、「自律神経失調症だろう」と言われてしまう。しかし、医者自身に病んだことがあると、たとえ他人から見てはどこも異常がないようでも、患者さんは本当に辛いのだと、わが身に置き換えてその辛さを実感できるようになったりする。

つまり、人間少し薹《とう》が立ってくると、自分の体にも不調があったり、自身も大病を患ったりすることがある。すると、患者さんの訴えが良く理解できる、すなわち、患者さんの身になって考えることができるようになる、ということだ。もちろん、病まないとわからない、ということではない。そういう想像力が働きやすくなるということだ。

一般的に、医者になってからの年数に応じて経験した症例も多くなるから、普通に修業した医者なら、それまでの経験に照らし合わせて的確な診断や治療法に結びつけることができるようになるはずだ。が、必ずしもそうとは言い切れないところに難しさがある。

▼経験には落とし穴も

医者はただ〝古ければいい〟というわけではない。何年たってもセンスのない人はけっして良い医者にはなれない。逆に、たとえ経験が浅くとも、国家試験受験時に蓄えた膨大な知識と最新のフレッシュな知見があるために、かえって正しい医療にたどり着くことがある。

私が医師免許をもらってほんの数か月の頃のことだ。今から40年も前だから、ＣＴ検査は導入されたばかりで、下っ端の医者がおいそれとＣＴ検査をオーダーできるような雰囲気ではなかった。

ちょっとした開業医でさえ自前のＣＴを設置しているところがあり、日常的に胸部Ｘ線撮影でもするように気軽にＣＴ検査を行なっている今となっては嘘みたいな話だが、40年ほど前では本当なのだ。

そこに、一人の高齢の男性が入院してきた。

今の医学部は高度な専門性が要求されるから、当時よりもっと細分化された診療科目ごとに外来や入院が管理されている。例に挙げる医学部は、当時内科が第一から第三まで大きく三つにわかれており、一つの内科が複数の専門を扱うグループに分かれるという診療体制だった。

その内科は、上部消化管、下部消化管、肝胆膵、血液、膠原病の五つの診療グループに分かれて診療にあたっていた。

▼症例　２

「下部グループに緊急入院。下血です」

看護師の声とともに患者さんをのせたストレッチャーが病棟に運ばれてきた。

病棟の詰め所に緊張がはしる。

朝の回診を終えて、カルテの記録と指示簿（患者さんごとにその日の検査や点滴、内服薬の予定や変更などを記入して診療グループ内で共有、看護師さんに指示を出すための記録簿）の記入などを行なっていた下部消化管グループの医者たちが色めき立った。

ストレッチャーの後を追い、医者たちも病室へ向かい、患者さんの既往歴（今まで罹患した病気の履歴）や現病歴（現在の病状の発症から現在に至る経過、症状の推移）、家族歴（血縁に見られる病気）などについて聴取し、詰め所に戻って検査や点滴などの指示を出した。

まもなく、医局のラボで、この患者さんの末梢血液塗抹標本のプレパラート（血液細胞の性状を知るために、スライドグラスに検査対象の血液を一滴滴《た》らして薄く引き延ばし、乾燥させた後メイ・ギムザ染色を施し、カバーグラスをかぶせて顕微鏡で血液細胞の性状を観察するもの）を顕微鏡で調べていた医者が、病棟詰め所に駆け込んできた（その科では当時、自分のグループが担当する患者さんの末梢血液は自分たちでプレパラートを作成し、染色、検鏡［顕微鏡で血液細胞その他の組織の検査をすること］していた）。

「ロイケミー（白血病）だ」

「何？」

「さっき入院した患者さん、ロイケミーです。詳しい染色はこれからですが、間違いありません。ブラスト（幼弱血球＝白血病細胞）が出てます」

「それで血小板が減少して下血してるのか」

患者さんの担当グループが、下部消化管グループから血液グループに急遽変更された。

ポータブル（患者さんが重症で動かせないとか、検査室まで移動する余裕のない時など、移動式、すなわちポータブルの心電図やＸ線撮影の機械を患者さんの病室やベッドサイドまで運んで検査すること）で、胸部Ｘ線撮影や心電図検査が行なわれ、それらの結果と血液検査の結果などを元に、病棟詰め所で血液グループの医師たちが、さらなる検査、治療計画を話し合っていたところに、看護師が慌ただしく病棟へ報告に来た。

「今入院したＴさんが、ベッドから落ちて意識状態が少し混濁しています」

「どうしたんだ？」

入院時の一連の検査が済んでちょっとした空白ができた一瞬の出来事だった。

「誰も見ていなくて、状況はわかりません。訪室したところベッド脇に倒れていて、ベッ

ド に戻したところです」

診察すると、意識レベルがJCS（Japan Coma Scale：意識障害のレベルを表す尺度）10（呼びかけにより覚醒するレベル）だった。

点滴しながらしばらく様子をみることになった。やや納得のいかない表情の1年目の研修医が、同じグループの先輩の医者に進言した。

「頭部CT、見なくていいでしょうか。ベッドから落ちて頭などを打っていた場合、頭蓋内に出血したりしてませんか。ましてロイケミーで血小板も少ない状態ですし」

「ベッドから落ちて頭を打って頭蓋内出血？　そんな教科書に書いてあるみたいなことは滅多にあるもんじゃないよ」

先輩の医者はにべもなく却下した。

ところがさほど時間を置かずにまた看護師が報告に来た。

「Tさんの意識レベルが下がってます。呼びかけに返答しません。いびきをかいて寝ています」

これはどうみても脳出血の兆候だ。

すぐに頭部CTの検査が行なわれ、比較的大量の脳出血が認められた。

この患者さんは最初から少し「アヤ」の付いた患者さんで、下血（肛門から出血すること）を主訴（主な症状の訴え）にしていたから、初め、下部消化管グループが担当した。ところが、入院時の検査で血液の異常が見つかり、白血病による血小板減少と凝固異常が原因で下血していたことが判明、主治医のグループが下部消化管グループから急遽血液グループに変わった。

不運は続く。その後、必要な処置をして、検査予定をたてている時に、この患者さんがベッドから落ちてしまい、そのまま意識状態の低下が見られた。

そこで研修医は、ベッドから落下した時に頭を打って、頭蓋内に出血でもしているのではないか、頭部CT検査をすべきではないか、と進言したのだが、グループの先輩の医師は、「そんな教科書みたいなことがあるか」とにべもなく却下。ところが、意識状態がどんどん悪化し、呼吸状態も悪くなって、とうとう頭部CT検査（！）をすることになる。

その結果は、いわゆる外傷性の急性硬膜下血腫だった。

この患者さんの場合、もともとの白血病によって増殖した白血病細胞が、正常な骨髄の造血機能を阻害していた。このため、正常な赤血球や血小板の生成が抑えられ、貧血や血小板減少をきたす。止血を担っている血小板が減少すると、通常ならそれほど大出血にならない程度の外傷でも多量の出血をすることがある。これが事態を悪化させた。

さらに、白血病や悪性腫瘍の末期などでは、血液凝固機能に異常をきたし、出血が止まりにくくなることがある（血小板や凝固因子の消費が進み、出血傾向が高まる播種性血管内凝固症候群という病態）。

この患者さんはまさにこれだった。下血もあったことから、入院してきた時点ですでに悪性疾患に伴う凝固異常（播種性血管内凝固症候群）を起こしていた可能性が高い。おそらく血小板減少と播種性血管内凝固症候群、その両方が原因で、頭蓋内出血を悪化させていたのだ。

健常人ならば重大な出血に至ることがない程度の打撲でも、血液凝固系の異常があると、出血しやすく止血しにくいということがあって、致死的出血を引き起こしたのだろう。

血小板輸血や新鮮凍結血漿の投与、フィブリノゲンの投与、ヘパリンの投与など、データに応じて治療の併用を試みるも、頭蓋内の血腫や脳浮腫による脳圧亢進など、重大な病態を改善することはできなかった。下血も続き、患者さんはとうとう亡くなった。

入院時の病態を考えれば、ベッドからの転落、頭部打撲、などのアクシデントがなくて

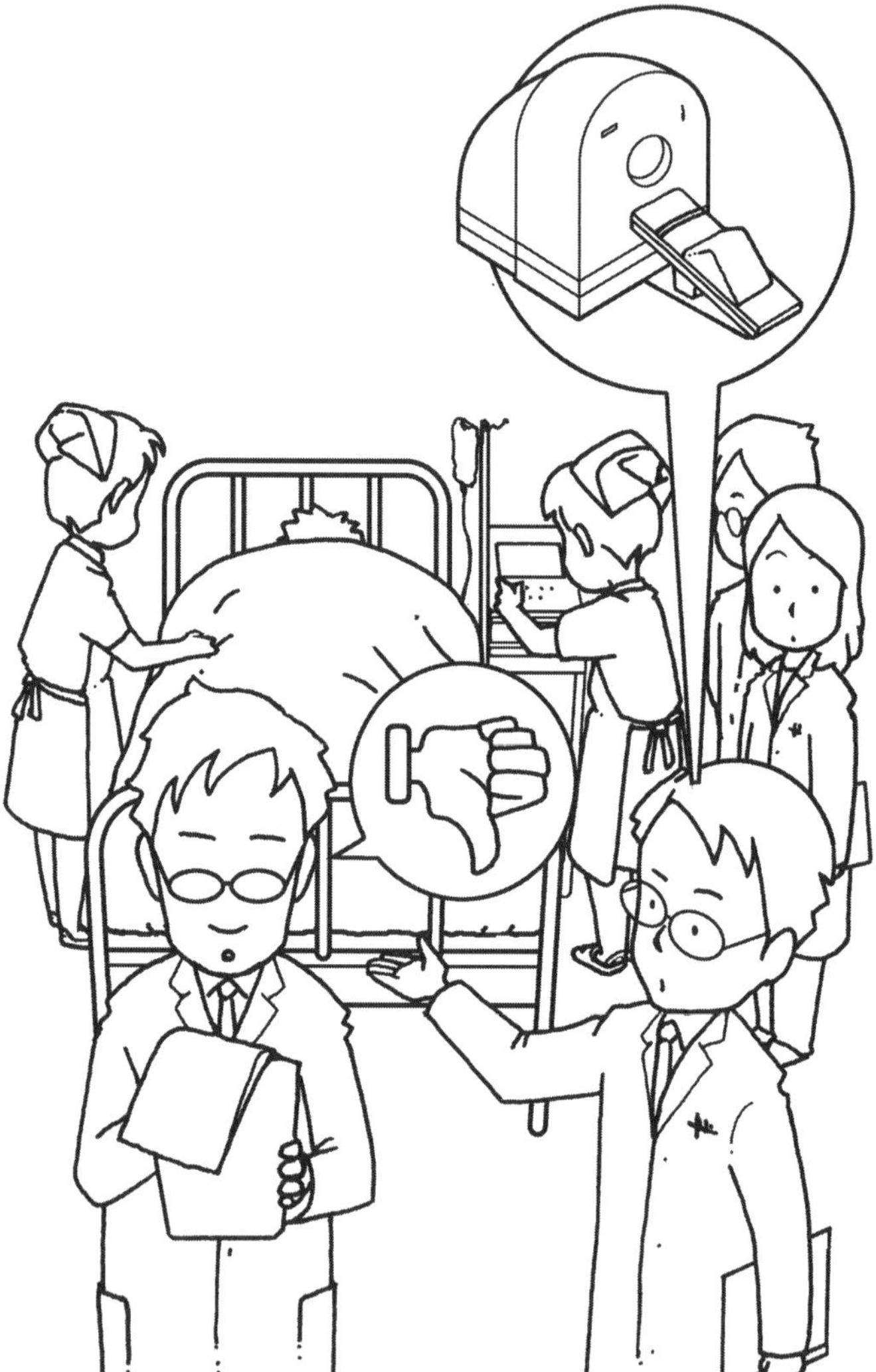

も、当時の医療水準ではこの患者さんは救命できなかったとは思われる。しかし、駆け出しの医者のひらめきも大事な時がある。

医療ドラマに出てきそうな事例だが、実話である。

数年前までは常識だったことが、今では非常識になっていたり、その逆に数年前までは全く解明されていなかったことが、いまや常識となっていたりすることもある。この意味で若い知見が経験に優ることもあるという事例だ。

▼見た目だけではわからない

つまるところ、適正な医療を受けるためには、良い医者かどうかを見極めることが大事だが、それはとても難しい。見た目ではわからないし、大学教授だったり、公立病院の科長だったり、民間の大きな病院の医者だったり、開業の町医者だったり、その立場の違いだけではけっして判断できない。つまり良い医者かどうかを見分けることは、一般の人には相当難しいといえる。

その見極めのコツは、あとで説明する。その前に「医者」という存在の「生態」について、もう少し解説してみたい。

2　医者の「生態」観察

▼医者は「嘘つき」である

「嘘つきは泥棒の始まり」というが、医者の間では「嘘つきは医者の始まり」、とも言う。ただし、嘘をつくことにかけては、この頃の政治家の足元にも及ばない。

もちろん、患者さんを欺こうとして嘘をつくわけではない。今でこそ「インフォームドコンセント」と言って、真摯な説明をしてより良い医療を提供することがスタンダードになっているが、私が医者になりたての40年ほど前は、事情が違った。

たとえば、悪性疾患の診断がついた時の選択。病気が早期で完治が望めそうな人とか、その事実をしっかり受け止めて病気に立ち向かえそうだと見極められた人には、「悪性腫瘍」だと告げた。一方、病名の宣告に耐えられなそうな人には、はっきりと病名は告げず、例えば胃がんは「胃潰瘍」、大腸がんは「腸閉塞」、というように、症状に合ったそれらしい疾患名を伝えて治療をすることがまだ一般的だった。

そして、治療を進めるうちに、なかなかはかばかしく回復しない自分の病気に、本人が悪性のものだと気づき、やがて諦念の境地になるよう仕向けるような傾向があった。

現在ではそんなことは許されない。よっぽどのことがない限り、きちんと病名を告げ、治療法も選択肢を示し、患者さんや家族の意向に沿う形で最善の道を模索するというのが一般的である。

病名を聞かせられた時にはショックを受けるが、たいていの患者さんは事実を受け入れ、折り合いをつけて病気に立ち向かっていく。

▼状態を重めに言う？

もう一つ、病気の説明の段階で医者が状態を重めに言うことはありがちだと思う。

軽い病態だと安易に安請け合いして治療を開始すると、なかなか思うように回復しなかったり、病状が悪化したときには責められることになりかねない。ところが、実際の病状よりいくらか重く説明しておいて、患者さんがメキメキ回復したら、あの先生は名医だ、などと思ってもらえるかもしれない。少なくとも感謝されこそすれ、責められることはなくてすむ。などという打算が働かないでもない。

これを「**ムンテラ（ムントテラピー）**」という。ドイツ語の口という意味のムントに、治療という意味のテラピーをくっつけたものだ。口、つまりことばによる治療という意味でよく使う。笑い話としてよく言われる「**風邪はほっとくと、治るのに1週間もかかりますが、薬を服用すれば1週間で治りますよ**」というのもその類だ。医者は嘘つきだなあ、と思う次第。

「ムンテラ」ということばは、もっと単純な意味で使われることもある。医者や看護師さんの間では、患者さんやご家族に、「検査結果や診断結果、病状や治療法、予後などについて説明する」という意味でも、使っている。

▼症例　3

「こら〜っ！　何してる」

回診に来た院長が、病室の入り口で怒鳴った。

「あっ。……」

入院患者は状況がつかめず、どぎまぎしている。

「バカモン！　ストーブをガンガン焚いて部屋を暖めておいて、部屋が暑いと窓を開け放つとは何事か！　お前はもう出ていけ！」

烈火の如く怒った院長はヅカヅカと病室の奥まで進み、その入院患者さんの荷物を二階の病室の窓から、雪の積もる外へ次々に投げ捨てていった。

患者さんは平身低頭して院長に許しを乞うた。

▼今はあまり見なくなった唯我独尊型の医者

頑固親爺みたいなこんな医者、昔はよくいた。

高圧的に患者さんと接し、患者さんがあまりものを言えない雰囲気で診察を進める。何か言おうものなら、叱りつけられてしまう。この手の人にあまり名医がいるとは思えない。

患者さんが委縮して言いたいことも言えないようでは、正しい情報を引き出すこともできず、従って正しい診断もできない。つまり正しい治療ができないということだ。前に座ればピタリと当たるという八卦見とは違うのだから。

これは古いタイプの医者だが、これも**一種の勘違い医者**とも言える。

医者は別に患者さんより優位に立っているわけではない。随分昔なら病気を治してやる、みたいな姿勢も許されたかもしれないが、いまではそんなことをしようものなら訴えられ

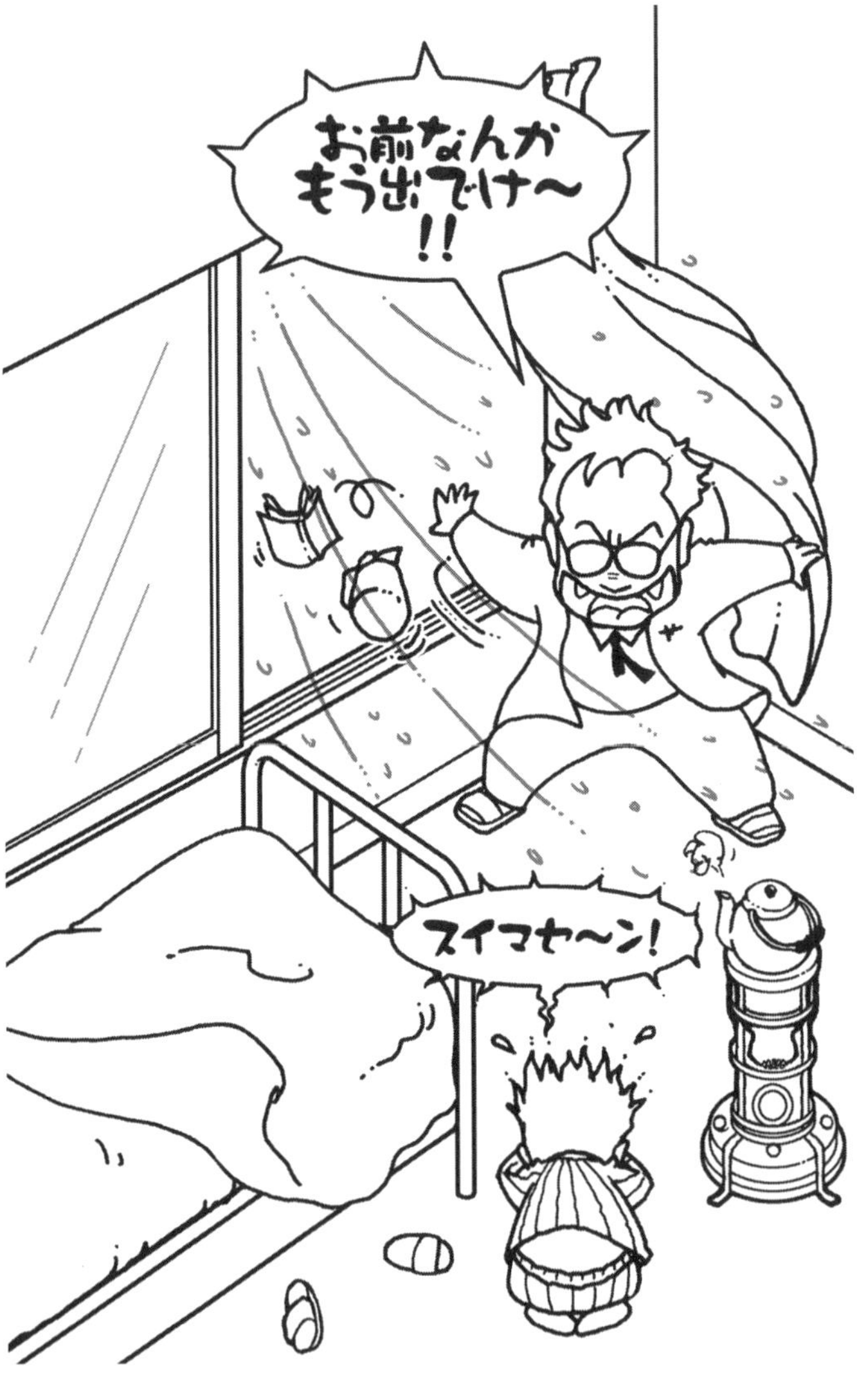
お前なんか
もう出てけ〜
!!
スイマセ〜ン!

かねない。少なくとも患者さんは去っていくだろう。貴重な収入源を逃してしまうことになる。

今はもう鬼籍に入られたが、私の住む町の開業医で、この典型のような医者がいらした。開業してから壮年の頃は手術もし、病室もなかなかに賑わっていた。

その病院で、冬の日、暖房をきかせた入院室で、部屋が暑いと窓を開け放ってベッドにいた患者さんを見て、その医者が激怒、そんなもったいないことをするなら出て行け、さっさと退院しろ、と開け放していた窓から患者さんの荷物を放り投げた、という逸話がある。

今ならどうなったことだろう。伝聞、噂の類なので真偽のほどはわからない。多分に尾ひれが付いているとは思われるが、話半分としても、あの先生ならやりかねないだろうという気もする御仁であった。

▼何でも患者さんの言うなりの医者

「先生、点滴してもらえないか？　自律神経が起きて塩梅が悪いんだ。老年期障害だろうか」

〝事情通〟の患者さんが、のたまう。

「自律神経」とは、もともと動物に備わった生命維持、生体の恒常性を維持するための神経支配のシステムのことで、病名ではない。病気は「自律神経失調症」。さらに、「老年期」ということばはあっても、「老年期障害」という病名はない。よく言われる「更年期障害」の聞きかじりに、自分はもはや更年期ではなく、老年期だという感覚はあり、それをくっつけた造語だろう。こういう訴えをする患者さんは結構多い。

「点滴は水が入るだけだよ。ポカリスエットを薄めたようなのが血管に直接入るだけで、熱中症や脱水症では点滴が絶対必要だけれど、飲み食いができてるなら、必要ないよ。心臓が弱ってたりすると、かえって体に毒だよ」

こんな説明をしても、大抵は患者さんに押し切られる。

自分は風邪だと自己診断したり、自分の望む治療を要求したりする患者さんは多いのだ。点滴してほしい、頭のCTを撮ってほしい、眠剤を処方してほしい、安定剤がほしい、風邪薬がほしい、湿布がほしい、目薬がほしい……。

患者さんの要求は際限がない。必要な検査なのか、必要な薬なのか、必要な処置なのか、きちんと判断して、「不必要なことはしない」と患者さんに説明するのは、結構エネルギーを使う。不安に思っていろいろなことを希望してくる患者さんに、丁寧な説明をしてそれらをしない、と告げ、納得してもらうのは、一般の人が思うより至難の技なのだ。

若い頃は、とうとうと説明に時間と労力を割いていたが（もちろん必要と思われる検査や処置はする）、私も年齢的に疲れてきたこの頃では、無駄な努力はせずに、「はいはい」と患者さんのいうことを聞くことも多くなった気がする。

日常相手にしている患者さんには高齢者が多いので、一見無駄に見える検査で新たな、というか、予想された病気が見つかることもままあることも事実だ。

私は勤務医なので検査が増えようが、処置が増えようが、私の収入には直接関係がない。病院としては、国民健康保険や社会保険の保険機構に、余計な検査や処置、投薬と判断されれば容赦なく査定され、病院の持ち出しになる。その辺はきちんと対処しなくてはいけないことではある。

▼見た目がよくて、物腰がソフトな医者

私が公立の病院にいた頃、このタイプの医者が、「更年期障害」として治療していた患者さんが良くならない、と紹介してきたことがあった。その患者さんが黄疸のせいで黄色

かったのを見た時には、いくらなんでも「なんで気づかないんだ」と唖然とした。
痛みや熱がなく、静かに黄疸が進行している患者さんについては、次のことが考えられる。生まれつきの体質性黄疸を除けば、胆石や胆管炎、膵炎などの急性期の炎症によるものではない。肝臓や胆嚢、胆管、膵臓の悪性疾患、他の臓器の悪性疾患の肝転移、胆管周囲のリンパ節転移による胆汁の流れが阻害されている、などの原因による黄疸の可能性が高い。早く気づいてあげなければならないケースであった。

▼症例 4

患者さんが診察室に入って来た。カルテには紹介状が添えてある。

《更年期障害
上記として治療を続けて参りましたが、全身倦怠感、食思不振、上腹部不快感などの症状が改善しません。御高診、御加療のほどよろしくお願い致します。》

そんなようなことが記されてあった。

患者さんを見ると明らかに黄色い。これはただごとではない。黄疸を発症している。肝疾患か、胆道疾患、膵疾患がある。痛みが強くないところを見ると、胆石による胆嚢炎、膵炎の炎症波及によって引き起こされた胆道系の閉塞による黄疸ではなさそうだ。

痛みのない黄疸は、肝炎や、肝臓、胆嚢、胆管などの肝胆道系の悪性腫瘍が原因と考えられる。血液検査や腹部超音波検査、腹部ＣＴ検査によって、この患者さんは進行した胆管がんの診断がついた。

見た目がよくて、物腰がソフト、物言いも穏やかで何か信頼できそうな医者は、たしかにいる。実力が伴っていればこれはとても望ましい医者だが、いかんせん、そうは問屋がおろさない。見た目だけ、人当たりだけで、中身のないヤブ医者は結構いるのだ。しかも見た目で流行っていたりするから始末が悪い。

見た目のソフトムードに騙されてはいけない。

▼いわゆる風邪のときは?

大方の病気は、病院など行かなくても滋養のあるものを摂ってゆっくり休んでいれば治る。前にも書いたが、「風邪はほっとくと治るのに1週間もかかるが、医者へ行くと1週間で治る」という〝格言〟がある。思い当たる人も多いのではないだろうか。

ただ、これも時と場合による。**2〜3日しても症状が軽快しなかったり、高熱が続いたりする場合には、ぜひ受診を勧めたい。**肺炎だったり、膀胱炎の悪化した腎盂腎炎だったり、腹痛があれば急性虫垂炎だったりすることがある。抗生物質の投与がなければ治癒が望めないどころか、悪化して大事に至ることもあるから、そういう時は医者の診察が必要だ。

▼抗生物質はどんなときに？

抗生物質についてよく質問されるので、簡単に説明しておこう。

いわゆる風邪と言われるもののほとんどがウイルス感染症だから、抗生物質投与は無効だし不要だが、風邪が長引いて細菌感染を合併することもある。抵抗力の弱ったところに細菌性肺炎を併発した場合は、抗生物質の投与が必要となる。

のどの痛みや発熱など、一見風邪のような症状でも、実は急性扁桃炎だったということもある。急性扁桃炎の原因菌としては、レンサ球菌、ブドウ球菌、インフルエンザ菌、肺炎球菌などがあるが、これらはれっきとした細菌なので抗生物質を投与しなければならない（インフルエンザ菌とインフルエンザウイルスは別物）。

細菌性の肺炎は抗生物質の投与が必要で、腸炎の多くは水分を十分に補給し、腸管を安静にしていれば数日で軽快するものが大半だが、中には抗生物質投与を必要とする細菌性腸炎もある。反対に細菌の種類によっては、ある種の抗生物質が使用禁忌であったり、投与された抗生物質によるアレルギー性腸炎や、菌交代現象による真菌の増殖が起こって症状を悪化させることもある。

細菌性腸炎でもベロ毒素産生性の大腸菌（O－157大腸菌が有名）によって引き起こされる出血性大腸炎では、罹患者（病気にかかった人）の6～9％が溶結性尿毒症症候群を発症するとされている。米国のＩＤＳＡガイドラインでは、ベロ毒素産生性の大腸菌感染症には抗生物質は使用しないことが推奨されている。一方、反対に抗生物質使用でけいれんや死亡率の低下、便からの菌体排泄期間が短縮したという報告もある。

冬場から春先に見られるノロウイルス感染症やロタウイルス感染症による腸炎は、ウイルスによる感染症なので抗生物資は不要、十分な水分摂取、時には点滴による補液で2～3日で軽快する。

抗生物質は感受性のある細菌に対しては切れ味の良い治療薬だが、安易に投与、漫然と長期投与すると、菌抗体現象といって、常在菌（体の中に普通にいる菌）の中の有用な菌が死滅したり、真菌（カビのなかま）が勢力を増したり、目的とした菌が抗生物質に対する耐性を獲得して効かなくなったりする。細菌の種類によって、ある種の抗生物質の使用が禁忌とされるものや、推奨される抗生物質もあり、個々の症例によって抗生物質の使用は慎重を要する。

薬は何でもそうだが、量や適応など、使い方によっては毒にもなる。病態をきちんと見極めて必要な時には必要な量を使用し、当たり前だが、不要な時には使用しないことが大事。「抗生物質を出す医者は云々」という俗説があるようだが、そんなに単純な話ではないのである。

▼研修医の実際

医学部の卒業試験に合格し、医師国家試験にも合格すれば、晴れて医師免許を手にして研修医となる。

医師免許を手にしただけでは、学生に毛が生えた程度だから、まったく使い物にならない。だから、研修病院として認められた施設で、**2年間の初期研修**を受ける。

ここで指導医の下で実践経験を積み、経験を通して知識、技術を身につけていく。この間にどれだけの症例を経験するか、どんな指導医に巡り合うかで、その後の医者として力量が決まる。

2年間の初期研修が終わると、その後**3年間の後期研修**でより専門的な知識と技術、経験を身につける。この頃から徐々に医者として独り立ちしていく。

もっとも、私が医者になった頃は初期研修、後期研修などという制度はなかった。2年の研修が終わると、入局した大学での勤務と、一定期間ごとのさまざまな医局関連病院での転勤を繰り返して研鑽を積んだ。

ちなみに、日本の医師の卒後教育はアメリカなどと比較すると、随分と甘いのかもしれない。

アメリカでは医学部を卒業すると(医学部自体も3種類ほどある)、マッチングという選定基準に合格して研修を許可された研修病院で1年間のインターンシップがある。主要診療科を一通り回ったあと、レジデンシーという各科目によって異なる3~6年の研修を行なう。

その後認定試験を受けて合格すれば、晴れて「一般内科医」や「一般外科専門医」などの称号を得て、医師として一般的な活動が可能となる。

さらにフェローシップという3～10年の専門研修を行なった後、専門科認定試験を受けて合格すれば、「循環器内科専門医」などの称号を与えられて、高度な医療行為ができるようになる。

長い長い大変な道のりだ。それぞれの段階にきちんとしたカリキュラムが組まれていて、厳しい試験が課される。欧米の医師が社会的に高いステイタスをもっていて、日本と比べると法外な報酬を得ているのもわかる気がする。

▼理想の医者

さて、研修医からどのような医師を目指すべきなのか。理想の医師像はあるかと問われれば、それはある。

大胆にしてかつ繊細。適度な自信と十分な謙虚さを合わせ持ち、常に最悪の事態に備え対処法を想定している。一朝事ある時には適切、かつ必要な医療を提供できる医者。

膨大な知識と経験を持ち、それらをきっちりと自分のものとして身につけている、しかも勘の鋭い（医者としてのセンスのある）人。そして手先の器用な人。患者さんの話をよく聞く、患者さんの側に立って考える、患者さんの痛みがわかる。

そんな医者が私の理想だ。

理想だから自分はなかなかそうはなれないし、まれにはそれに近い医者に遭遇することもあるが、すべてを備えた医者はなかなかいないのだ。

医者も人間だから、体調の悪い時も機嫌の悪い時もあり、常に100％の仕事ができるわけではない。たまには休養も必要なのだが、それもなかなか難しく、若い頃、特に中堅で仕事を担っている頃には、ほとんど心休まることがなかった。

それでも仕事を続けてこられたのは、患者さんの治療がうまくいったときの達成感、患者さんから感謝された時の喜びがあるからだろう。なによりこの仕事が好きだからだ。

勉強不足だし、いまだ未熟な自分が仕事を続ける上で、常に心に留めていること、今まで出会った学ぶべき医者たちの**手本はある**。

▼私が目標にしたい、もしくはしている医者

今は電子カルテが一般的だが、昔は紙のカルテに、患者さんの様子を診察のたびに書き

込んでいった。検査の指示も、検査結果も、処方内容もすべて書き込む。

医者になって1年目に勤めた病院の私が所属する内科の科長は、医師としてとても力のある先生だった。知識も、経験も豊富、洞察力も鋭い。その素晴らしい先生に、「O先生（その科の二番手の先輩医師）のカルテがとても勉強になるから参考にしなさい」と言われた。

外来は主治医制ではなく、毎回診察する医者が違う。次に診察に当たった医者は、前の医師のカルテを見ることになる。なるほど、先輩医師のカルテは、見事に整理されていた。患者さんのことは一目瞭然だった。受診時の患者さんの主訴、診察所見、思い浮かべられた疾患名、検査所見、診断と治療方針、処方内容が一目でわかり、誰が見てもその経過がわかるように書かれてあった。

私はいまだにその域に達することはできていないが、医者にとっての教科書のようなカルテだった。

そして、この先輩先生には、外来診療でも、検査でも、入院の患者さんのことでも、当直でもとてもお世話になった。

医者になりたてで、緊急事態には一人ではほとんど何もできないといっていい研修医で

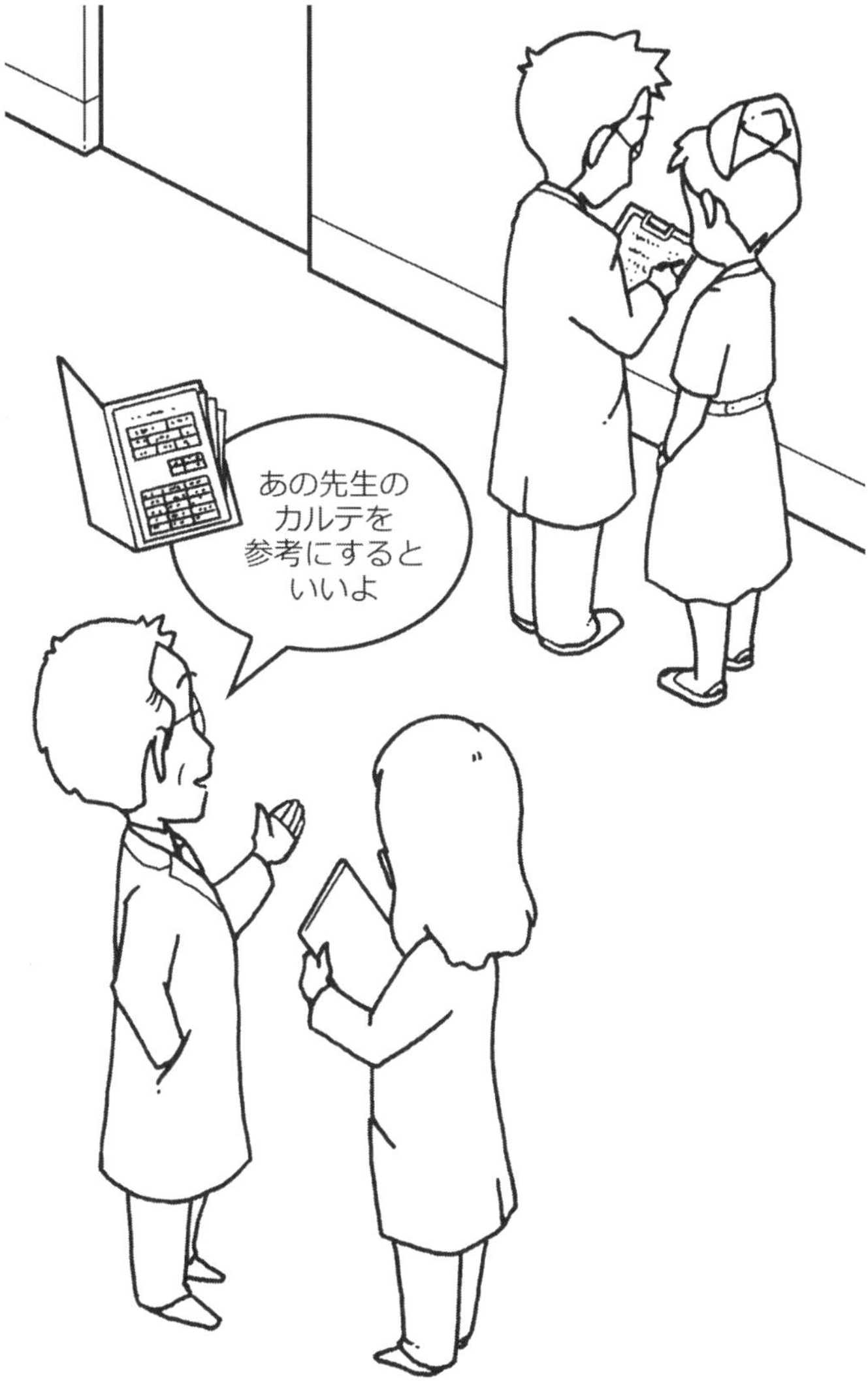
あの先生の
カルテを
参考にすると
いいよ

も当直は当たる。そんな時、研修医の直接の指導というか、お守役をさせられていたこの先生は、私が当直の時は、ほとんど毎回、居残って下さった。

40年程前、昭和の頃は、勤務時間終了後は医局で麻雀をするなどということもよくあった。私が当直の日は、この先生が、「さあ、やりますか」と他の先生方に声をかけてくれた。みんな私のことを心もとないと思っていたのだろう、大変ありがたいことに同じ科だけでなく他科の先生も混じって4人が雀卓を囲んだ。私が助けを求めるのを見越して待機して下さっていたのだった。その光景を昨日のことのように思い出す。

▼指導者が大事なわけ

徒弟制度的な日本の医者の社会にあっては、新人がまずまず一人前になるまでは、年嵩の先輩の医者が手取り足取り面倒を見る。処置や検査など、診療上のことで何か問題があった時にはその責任も引き受ける、というスタンスで指導をする。

リスクを避けるのであれば、新人には見学だけさせておいて、手を出させなければいいのだが、でも、それではいつまでたってもルーキーはルーキーのまま。何もできないヤブ医者の一丁上がり、ということになりかねない。だから、この時期に巡り会う先輩や同僚たちによって、その人のその後の医者人生が大きく左右される。

普段の診療での自分自身の責任だけでも十分なのに、他人の研修医の責任まで持たされたんじゃたまらない、と考える医者も中にはいるかもしれない。そんな医者は経験の浅い医者にリスクのある検査や治療をさせたがらないだろう。自分がやるのをみているだけでいい、というふうに。ただしこれでは、医者は育たない。

次世代を担う医者を育てるために、リスクは背負ってもできるだけいろんな経験をさせてやろう、と積極的に後輩に修練の機会を与える指導医が大半だと思うが、そんな技量と度量を持ち合わせた先輩に巡り合った医者は運がいい。

直接研修医の指導を担うのは、大学から科長として関連病院に派遣され数年勤務している中堅の医者だが、その科長の姿勢でその病院の研修の成果が決まるとも言える。それは、ひいてはその病院の治療成績とも深く関わってくる。その地域の患者さんの命運をも左右することになる。

▼こんな人には医者になってほしくない

一方、正直医者に向いていないのでは、と思う例もないわけではない。

記憶力、想像力、推理力、の乏しい人は医者には向かない。

患者さんの訴えを聞き、診察し、自分の知識、記憶にある症例と照らし合わせていくつかの疾患の可能性を頭に浮かべ、それに即して必要と思われる検査を行ない、正しい診断や治療に結び付ける、これが**診療のプロセス**である。

だから、医学的知識や症例の経験の蓄積、記憶が少なければ、思い浮かべられる疾患は少ない。検査結果を手にしても想像力、推理力がなければ診断の正解は得られない。つまり正しい治療法も得られない。

受験勉強には長けていて、入試には合格して、学生時代の成績も悪くない。でも卒業試験には受からない、卒業できても医師国家試験には受からない、医師国家試験に合格しても、実際の臨床では何とも心もとない、という医学生や医者がいる。

これは与えられた症状や検査データを総合して正しい診断にたどり着く能力、その診断と最適の治療法を結びつける能力に問題があるのだろう。しかも本人にはその自覚がない。

医者になるために得なければならない知識は膨大だ。それらをそのまま詰め込むだけでは知識としての用をなさない。国家試験には受からない。いい医者にもなれない。与えられた情報から答えを導くためには、記憶の土台の上に推理と想像を働かせ、洞察力を駆使しなければならないのだ。

ハエは二次元の世界に生きているという。二次元に生きているから三次元が理解できない。窓が開いているのに外へ出ていけないハエが多いのは、窓ガラスのような平面で生きているから、ガラスがなくてもその平面から逃れられず、窓の外、すなわち三次元方向へ逃げていけないのだという。

つまり人も自分の能力の範囲でしか物事を見られないから、自分の能力以上のことは理解できず、自分がこの程度だということを理解できないのだ。そこがヤブ医者の限界なのだ。それは、私自身にも当てはまる。

患者さんに対する思いやりに欠ける人。

また、患者さんの苦痛を想像できなければ、患者さんの立場に立って行動することもできない。患者さんの苦痛を慮って、いかに苦痛を取り除けるか、いかに心安く医療を受けることができるかを常に念頭において診療に当たるのは当然である。ここにも他者の苦痛を追体験する想像力が必要だ。

自信過剰、傲慢な人。あまりに楽観的な人。

こんな人は一番医者になってほしくない。こんな医者は往々にして医療過誤を起こしやすいと思う。第一、こんな医者に医療を施される患者さんは、心安かろうはずがない。

これは症例1でも述べた勘違い医者に通ずる。思い出しても腹が立つ。

第2章
普通の人は知らない「お医者さま」の世界

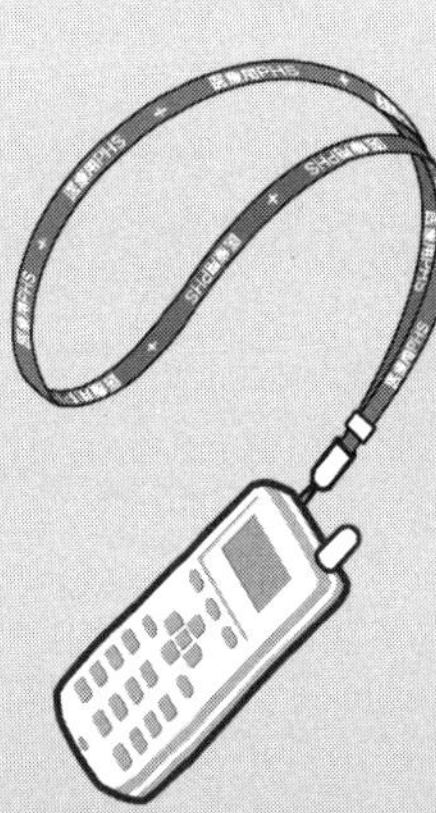

1　病院の形態別　医者との付き合い方――大学病院の医者

大学の医学部付属病院というところは、医療機関であるとともに研究機関でもあり、教育機関でもある。だから、専門領域のエキスパートの医者がいて、最先端の医療を行なっていることには間違いないことになっている（もちろん各大学でレベルに差はある）。

当然、医師免許取りたての研修医も多数いる。経験豊富な指導医が手取り足取り指導しつつ、研修医として患者さんの検査や治療に携わるが、いかんせん未熟な医者たちである。さりとて彼らが、検査や診察、治療を経験しなければ、いつまでたっても一人前にはならない。

大学病院で診療を受ける際には、そのような未熟な医者の患者さんとなることも覚悟しなければならない。大学病院だからさぞ高度な診療を受けられるだろうと思うのは、案外間違いないのだ。

救急や入院患者さんの容態急変に備えた〝寝ずの番〟は、当然下っ端の医者か研修医の仕事だ。だから実際の緊急の局面では役に立たないことも多く、当然その上に控える先輩の医者や指導医が呼び出されることになる。**新米の医者の対処に不安を感じたら、躊躇《ためら》わず上の先生を呼んでもらうこと**だ。

私は研修医時代を含めて5年程しか大学に在籍したことがない。その後は市立病院クラスの病院を数か月から数年単位で数か所転任したから、大学病院の内情についてはあまり深くは知らない。漏れ聞こえてくる噂や、在籍していた間の雰囲気などから、ある程度推測できるのみだ。

たくさんの医大や大学の医学部のある関東や関西とは違い、地方では医学部を持つ大学は一県に一校しかないところが大半だ。県立病院や市立病院、町立病院など各自治体の経営する総合病院への医師の派遣、人事権は、大学の医学部の教授が握っている。関東辺りとはまた違った事情があり、教授たちの持つ権限は相当強いはずだ。

そして大学内でも多分権力闘争というのはあるのだろう。各教室の教授間でのこともあれば、一つの教室の中の教授や准教授のポストを巡ってのことなど、水面下で行なわれるさまざまな動きがあるとは思うが、私ごときには測り知れないことだ。

ただ、それによって、診療に差しさわりがあるようでは困る。

ある診療科で治療対象になっている疾病には直接のかかわりがなくても、診療科間の連携は密を要する。たとえば、大腸がんの患者さんが心房細動や狭心症などの心臓疾患を抱えていた場合、消化器内科で手術までの術前検査を終えるだけではなく、循環器内科にもコンサルトして手術の可否や、使用中の薬剤（心房細動に対する抗凝固剤など）の一時休薬の可否、全身状態の把握などの評価が必要なこともある。いがみ合っている場合ではないのである。

実際の医療は医局員がするわけで、教授が実際に手を下すことはあまりないだろうし、診療に関しては私情を挟むことはあってはならないことだから（建前は）、日常診療に支障をきたすような場面はないと思われるが、教授も人の子、相性とか、好き嫌いとか、いろいろあるだろう。

たとえば、教授選とか、大学の学長、医学部長、大学の付属病院長などの選挙の際には、教授個人の実績もさることながら、人間関係、根回し、後ろ盾、他科の次期教授の選挙なども見据えた取引きなど、いろいろなしがらみがあることは想像に難くない。怪文書が出回るなんてこともあったりするのだ。

また、医学部の林立する関東、関西圏では、学閥というものがある。例えば、東大閥、慶応閥、など多くの大学の教授陣を輩出する大学閥の影響力は大きい。地方大学内でも教授の選出やさまざまな活動に学閥は大きく影響していると思われる。ただ、学閥間の競い合いも医学の進歩ということに関していえば、お互いの切磋琢磨を通じて大いに貢献している面もあるのかもしれない。

▼教授というポスト

教授の定年に伴う次期教授選では公募が行なわれ、全国から応募者を募り、それまでに発表された論文の数の多さや内容、論文に対する国内、国外での評価などの業績を勘案して選出する。

が、退官する教授にしてみれば、自分の講座、教室で育てた弟子、というか准教授をはじめとする自分の教室員から次期教授が選出されたほうが都合がいいのは当たり前で、退官後も院政を敷けたり、なにかと影響力を残しやすい。また次期教授を育てること自体が教授の実績になり、教授としての評価にもつながるのだ。

反対に、公募に応じた他大学出身の准教授経験者などが新たに教授に選出された場合、先代の教授の影響力が雲散霧消するにとどまらず、教室員の将来、教室自体の将来にも大きく影響する可能性は大いにある。

他大学出身の新教授が、自分の弟子、共同研究者、部下などを引き連れてやってくることもままあり、その人たちにも相応のポストを割り振るため、従来の教室員の多くは往々にして冷や飯を食わされたり、関連病院に移動させられたりする。自分から教室を去って新天地を求めて就職先を探したり、開業したりすることもある、らしい。

江戸時代の大名の改易やお国替えを連想していただければわかりやすいかもしれない。

▼「待ち時間」はどうにかならないのか

総合病院や大学病院などでは外来の待ち時間がとにかく長い。公立病院などの総合病院、流行っている開業医でも同じように待たされる。近頃では予約制を取り入れて待ち時間を減らす努力はしているが、それでも相手は人間であり、病気なわけで、突発的な問題が起きたり、予想以上に診察に時間がかかる事態になることは往々にしてある。

ふた昔くらい前は、「3時間待って3分診療」と揶揄され、非難されたものだった。患者さんたちの待ち時間を減らそうと診察のスピードを上げると、「不親切だとか、粗末だとか、ちゃんと診てくれない、話を聞いてくれない」などと投書されたりする。

中には必要なこと以外に延々と話しをしたがる患者さん、嫁姑の不仲の話までし始める患者さんもいる。話すことで憂さの晴れる患者さんも多いのだ。診察時間、待ち時間についてはなかなかに難しい問題がある。いまのところ妙案はない。

▼研究者を目指す医者

研究者を目指す医者もいる。そういう人はやはり、大学に残ることが多い。都市部にある研究機関に席を置くこともあるだろう。総合病院や自治体病院など、また個人の病院でも、第一線の臨床に出てしまうと、自分の時間さえ確保することが難しいのだから、研究に振りむける時間はほぼ取ることができない。その中でも学会などで演題を発表しようとすれば、受け持った症例の集計や、そこから見えてくる傾向、試みられた治療法や治療成績をまとめたものや、経験した珍しい症例の報告、などが多くなる。

日常診療でも当直や患者さんの容態によって徹夜の勤務になったりする臨床業務に携わっていては、実験なども行なったりするアカデミックな考察を加えた論文は、なかなか片手間ではできない。週2日ほどの研究日をもらって何とか仕上げようと思っても、動物などを使った実験では毎日の動物の世話もあり、厳しいのだ。

多くの医者は臨床医を目指すのだから、ある程度の研鑽を積むまで大学や公立の総合病院を回って勤務するが、本格的に研究者を目指すならやはり大学に残ったり、海外へ留学したりするのが近道でもあり、本道なのだろう。海外ではその道のエキスパートをトップとする（往々にしてその研究者の名前を冠した）研究所が数多く大学周辺にあり、国内での研究が認められれば、その研究所などで職を得て留学することもある。

2　病院の形態別　医者との付き合い方――総合病院の医者

昨今では入院施設を持たない診療所形態の開業医や自治体病院も多く、町医者では十分な検査や治療ができないけれど、大学病院に送るほどではない（引き受けてもらえない）時、患者さんを受け入れてもらう位置づけが総合病院だ。町医者にとって拠り所となるべき病院であり、日常診療、救急医療において中心的な役割を果たしている。

総合病院も、研修病院の指定を受け、免許取りたての研修医を引き受けているところが多い。こちらでは普段の業務がいくぶん実践的で、実際の医療が主になる。研修医も現場で鍛えられ、2年の研修が終わる頃には、少なくともこれが自分の手に負える症例かそうでないかの見分けくらいはつくようになってはいるだろう（希望的観測かも）。

総合病院の研修医以外の医者たちは、それなりに経験も積み、日常診療に関しては過不足なく行なえることが前提だ。多くの医者は外来と入院患者さんの診療（検査、治療）と後輩の指導に追われ、当直も月に数回こなし、奮闘している。それでも、まあ、中にはいろいろな医者がいる。

▼総合病院あるある　その1

昔いた某市立病院では、当直の看護師さんが最初に急患の診察依頼を電話で受けるシステムになっていた。夜間、小児の発熱の診察依頼の電話を受けた看護師さんが、その内容を当直の医師に報告した。すると、延々と報告させた後に「明日来て」と答えて看護師との電話を切る外科の女性医師がいた。

たしかに子どもはよく熱を出し、翌日にはケロッとしているということもある。それでも、高熱を出してクタっとしている我が子を見る母親は、心配でたまらないはずだ。

さらに、嘔吐、下痢などがある場合には、脱水症を起こす危険もあり、頭痛や発熱を伴う場合には、脳炎や脳腫瘍などによる脳圧亢進などの重大な病気が隠れていることだってありうる。この医師は、その辺のことを思いやる気持ちが欠けているのだろう。

稀にだが、重症化する子どもがいる可能性があるのだから、実際に診もせずに翌日まで大丈夫だと判断する勇気は、臆病な私にはない。実際に診て、これは冷やすだけで大丈夫とか、解熱剤投与で帰宅可能、と判断しなければ、私自身が一晩中不安で生きた心地がしないのだ。

ついでに言えば、私などは、救急で訪れる子どもは診察して薬も処方するのに、自分の子どもが熱を出したりしたら、どこかに医者はいないか、とおろおろしてしまう。

この女性医師の場合は、専門が外科だからというより、その医者の人間性の問題だと思う。大きな病院の医者が全部そんな対応をするわけではない。

個人の開業医だって、夜間は徹底して救急は診ないという医者と、休日を返上しても、夜中にたたき起こされても患者さんを診る、という医者もいる。つまるところ、それは医者としての診療に対する姿勢の問題なのだ。

▼ハードな勤務が多い

とはいうものの、何が何でも３６５日24時間患者さんの要請に対応するというのも、問題がある。それでは医者自身の体を壊してしまうし、翌日の診療にも差し支える。当直後の医者なんて、二日酔いの酩酊状態ほどの判断能力で診療行為を行なっているようなもの、と感じることさえある。つまり患者さんにも危険が及ぶということだ。

おそらく太平洋路線やヨーロッパ路線を飛行したパイロットなどは、通常であれば、現地到着後1日か2日はゆっくり休養を取るスケジュールになっていると思われるが、医者は仮眠や短い休憩を取っただけで、再び日常業務に戻らなければならない。

36時間とか48時間働きっぱなしということは珍しくもないし、脳外科の手術などは12時間とか20時間とかかかるものもある。その後に続く術後管理だってあるのだ。若い頃は無理ができても、年齢と共に無理はきかなくなる。

良くしたもので、医者が無理のきかない年齢になった頃には、科長クラスのポストについて指導医的な立場になっていることが多い。そこそこトレーニングされた若手が下に育っていて、肉体的にハードな部分は若手が引き受け、判断に困る場合や、熟練を要する検査や治療の手技が必要になった時にはおもむろに登場する、というようなシステムが機能しているようだ。

▼総合病院あるある　その2

鎮痛剤の中毒で、病院を渡り歩いては、数か所で注射を受けている患者さんがいた。

薬物中毒の怖さを説こうとすると、それまで下手《したて》に出ていた患者さんが豹変し、威圧的になって注射を迫る。まともに対応しても聞いてはくれない。まだうら若かった頃の私は、夜間救急外来で、この患者さんと遭遇した。身の危険も感じて、ついつい承諾しそうになっていた。

そこに、正義感というか、使命感の強い若い男性医師が敢然と登場。断固拒否したところ、暴力を振るわれてしまった。翌日青たんを作って勤務に臨む姿を見て、すごいなあ、と感心したことがある。

精神安定剤や睡眠導入剤の処方を希望して来院する患者さんは多いし、ちょっと前までは、数か所の医療機関からそれらの処方を受けていることもあった。今では処方内容がオンラインを通じて、多くの医療機関や薬局で共有されていることもあり、薬手帳などにも記載されているから、数か所の医療機関を巡って同種の薬剤の多量の処方を受けるなどということは、難しくなってはいる。

日常診療でも、医者の態度がデカイとか、ちょっとした医者の言動や看護師さんの態度が気に障ったり、稀には、希望通りの治療をしてくれないと急に怒り出す患者さんもいる。

もちろん先の例のような暴力は、患者さんといえども許されるわけはない。それなりの対処をしたと記憶している。

医者たちは、患者さんの健康を守るために働いてはいるが、自分達の身を守ることも必要になっている。

▼総合病院あるある　その3

総合病院というところは、開業医や一次救急を担う小規模の病院からの紹介によって、患者さんを受け入れて対応する二次救急病院として、日々の地域医療の要となっている。しかし、残念ながらその実態は、施設間の格差も大きいという現状がある。

関東圏に住む知人が、良い総合病院とどうしようもない総合病院を体験していた。手記としてまとめてもらったので、紹介したい（注を付した箇所がある）。

２０１４年7月21日、祝日の夜7時。夕食後に自分の血圧を測定していた父が私を呼びました。

「おい、N彦。この血圧計壊れてないか？」

「親父、どうした？」

「何度測っても脈が40くらいしかないんだよ」

「電池ぎれかな。どれ」

私が自分の血圧を測定すると、血圧も脈拍も普段通りでした。

「おかしくないよ。もう一ぺん測ってみ」

何度測定しても脈拍は40台前半。

「苦しくないか?」

「いや、そうでもない」

「さすがに脈が40じゃまずいよな。救急車、呼んだほうがいいかな」

「そんなに大げさにせんでも……」

休日の夜間では普通に診てくれる医者はないでしょう。私は救急車を呼ぶべきかどうか迷い、救急相談センターに電話してみました。

「どうされました?」

「81歳の男性なんですが、脈拍が40くらいしかなくて」

「何かほかに症状はありますか?」

「特にはないです。ただ、体を動かすと少しハアハアします」

「そうですか。脈拍40はかなり徐脈ですね。念のため救急車を呼んで、救急外来のある病院で診てもらったほうがいいと思います」

ということで、救急車を呼び父はA総合病院に搬送されました。

A総合病院到着後に検査した心電図では、脈拍は1分間に56回ほど。徐脈ではあるが緊急処置が必要なほどではない、とのことです。医師の説明は

「確かに徐脈ではありますが、致死的な不整脈はありません。いずれペースメーカーの埋め込みが必要にはなるでしょうが、これまでのかかりつけ医で経過をみていただくことにして、今日のところはお帰りいただいて結構です」というものでした。

なんとなく釈然としませんでしたし、診てもらった医師の印象もいまいちだったのですが、「入院するほどではないんだ」と半分ホッとしたのも事実です。その日はそのまま帰宅しました。

翌日から父は、ほぼ毎日、かかりつけのF医院を受診しました。

F医院の先生は、患者さんの言うことをよく聞いてくれて（注：なんでも要望を受けいれる医師という意味）、そのため処方薬が多く、地元では人気の病院でした。内科以外にもたくさんの診療科を標榜していて、心臓専門医も週1回はきて外来を診ていました。

父がF医院を受診した時に、A病院に救急車で運ばれたこと、受診までの顚末や検査結果、医師の説明などを伝えました。さらに1日中心電図を記録できる機器（注：ホルター心電計＝小型心電計本体につないだ三個の電極を胸部の三か所に装着し、24時間心電図を記録する装置）を装着し、7月31日にはホルター心電図の検査結果を聞きに行きました。

結果はやはり、

「現在のところ徐脈ではありますが緊急の処置を要する大きな問題はありません。いずれペースメーカー装着は必要になるでしょうが、今のところは経過観察でいいでしょう。日常生活に制限はありません。脈拍が1分間36以下になった時には対応しますから、注意してみていくように、8月の盆過ぎにまた詳しい検査をしましょう」ということになりました。

この間、父はほぼ毎日通院していたので、一回は心臓疾患専門医の診察も受けていたはずです。なのに、その後も父のハアハアする症状がひどく、食欲もなくなり、点滴を打ってもらいにF医院に通いました。

点滴は父の希望だったし、F医師も「気休めにしかならんよ」と言いながらも、拒否するわけではなく、希望通りに点滴してくれるので、しばらく点滴に通いました。

いまから考えるとこれが非常にマズかったと思われます。足にむくみが出てきて（このことを父がF医師に伝えたかどうかは定かではありません）、肺にも水がたまっていたことがこの後発覚します。

8月12日、ずっとハアハアしている父が苦しそうで、足もむくんでいたため、これはまずいと感じ、父を、感じの悪かったA総合病院ではなくB総合病院に連れて行きました。

そこで、神の配材としか言えないような出会いがありました。たまたま非常勤で来ていた、後に父の主治医となる循環器の専門医に診てもらうことができたのです。

（注：この後の主治医の発言は、部分的に補足した）

「胸部X線写真をみると心胸郭比が75％もあり、心拡大が顕著です。心不全を起こしていますね。肺野のうっ血も酷く、両側の胸水貯留もある。いわば肺が水浸しの状態です。

心電図では脈拍が36回毎分、脈拍の間隔は全く規則性がない。Ⅲ度の房室ブロック、完全房室ブロックとも言いますが、心房にある洞結節から出される収縮信号が心室に全く伝わらず、心室は心筋の自動収縮能によってのみ収縮している状態です。

この状態では高度な徐脈になり、十分な心拍出量が得られず、脳循環の低下からめまいや意識消失をきたす場合もあります。

お父さんの場合は即入院の上、まず緊急にペースメーカーの埋め込み手術と利尿剤による心不全と肺うっ血の軽減を図らなければなりません。

幸い、T循環器センターに後輩が勤務しているから、連絡を取ってみます」

ということで、あれよあれよというちに、父は入院しペースメーカー装着の手術をすることになったのです。


「う〜ん、危なかったね。たしかに50台の徐脈ではすぐにペースメーカーの装着ということにはならないかもしれないが、完全房室ブロックの高度徐脈では、ペースメーカーによる心拍の維持は不可欠だし、なにより、心機能のおちた高齢の患者さんに漫然と点滴を続けるのは殺人行為に等しいよ。初めの時点で完全房室ブロックがあったかなかったか、それはわからないが、何にしろ限界だった。ギリギリ間に合ったね」

診断もさることながら、丁寧な説明で納得がいきました。

その先生のおかげで父は命拾いしたことになります。循環器センターでのペースメーカー埋め込み手術も無事終わり、心不全治療も順調に経過し、退院することができました。

その後は、B総合病院のその医師のもとに通って治療を受けていましたが、その先生は近所に開業され、今ではその先生が父のかかりつけ医になっています。ありがたいことに7年経つ今も父は健在です。まさに命の恩人だと思います。

各総合病院の差、そこで働く医者たちの力量の差、開業医の質、いろいろ考えさせられる症例である。そして、こういうことは「めったにない」とは言えないのが現状である。患者さんがどこの病院を受診するか、どこの病院に搬送されるか、どの医者に診てもらうかによって患者さんの命運は決まる。運も実力のうち、というが、運も寿命のうちなのだ。

どんな病院を受診するか、どんな医者に診てもらえるか、**大事な選択のコツ**は後ほど。

そういえば、**自治体が経営母体の多くの病院は、施設も設備も古い**、というところが少なくないと思うが、これはやはり行政の予算の問題なのだろう。病院一つ建てるのには設備込みで数億から数十億かかるのだから、右から左に動かせる金額ではないとは思うが、住民の命を守る、という観点からは、最優先事項でいいはずだ。

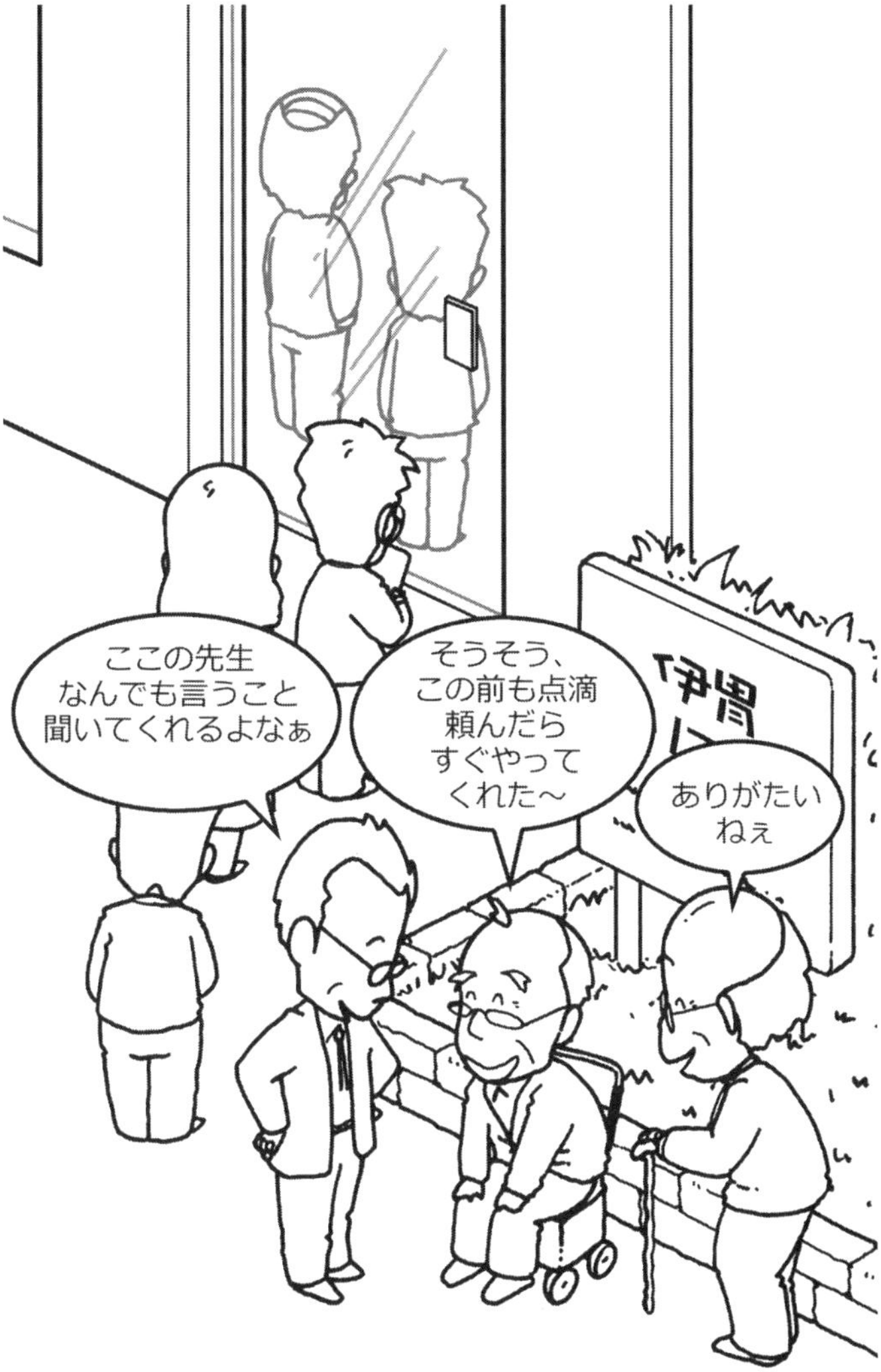
ここの先生
なんでも言うこと
聞いてくれるよなぁ
そうそう、
この前も点滴
頼んだら
すぐやって
くれた～
ありがたい
ねぇ

それでも計画から市場調査、建物の設計、建築や設備納入業者の選定、それらすべてが議会の承認を経なくてはならないのだろう。経済尻すぼみの日本のましてや地方となれば、最先端設備をそなえた新築の病院などなかなか望むべくもないのだろうが、型落ちの戦闘機一機に135億、しかも100機とか発注するほんの千分の一の金額なんだがなあ、と情けない気になる。

3　病院の形態別　医者との付き合い方――町医者

私はこれになりたかった。しかも優秀なこれになりたかったが、いまだに勤務医を続けている。まあ、やっていることは、優秀かどうかは別として、町医者と言えるかもしれない。

同窓生の中には、公立病院や私立の総合病院、大学病院などである程度研鑽を積んだ後、研究者として大学に残ったり、母校やその他の大学のスタッフや教授になっている者もいる。多くは町医者となって地域に密着して診療を行なっている。昨今では寝たきりの在宅の高齢者や、悪性疾患を抱えながら在宅療養を希望する患者さんも多く、看取りを含めて在宅の訪問診療を行なっている医者も多く、頭が下がる。

町医者はそれこそピンキリで、玉石混淆というか、とびきりの医者もいれば、危なっかしいヤブもいる。

町医者は、総合病院ほどの大仰な設備は持たないが、それこそ聴診器一つと自らの五感（病歴聴取、視診、触診、打診、聴診など）で患者さんの抱える問題を把握し、診断名の選択肢をいくつか頭に思い浮かべる。さらにX線撮影、心電図検査、血液検査、尿検査、腹部超音波検査、上部消化管内視鏡検査、下部消化管内視鏡検査など必要と思われる検査を追加し、最終的な診断をする。

診断には長きにわたる多くの経験と豊富な知識の裏打ちが必要だ。自分の診断の結果、自分の手に負えるものかどうかの見極めがついたら、治療を開始する。診断のためにさらなる高度な検査が必要だったり、自分には治療が不可能だと判断したら、総合病院や大学病院など、しかるべきところに紹介する。

この見極めができるかどうかが、町医者の肝と言ってもいい。診断がおぼつかず、まして治療が適切でなければ、患者さんは不幸な「転帰」（病気の経過と最終的な結果）をとることになる。こういったところでセカンドオピニオンの必要性ということが言われるようになってきたのだろう。

▼セカンドオピニオンが必要なわけ

昔のお医者さんには、プライドが高いのか、不遜なのか、「別な病院で診てもらいたいから紹介状を書いてくれ」と言われると、不機嫌になったり、「勝手にどこへでも行け」みたいな態度になる医者もいたような気がする。紹介を拒むわけではないが、「他の医者を紹介してくれ」と言い出しにくい雰囲気を醸し出している医者は、まだまだいるのだろう。患者さんは「ほかの医者を紹介してくれ」と言い出すときには、申し訳なさそうに言う。

でも、**遠慮は要らない**。どんどん言うべきだ。

検査の希望も、検査結果の説明も、もちろん他医紹介も、どんどん要求してくれてかまわない。長年同じ患者さんを診ていると、医者自身気づいていないことや、見過ごしていることもあるかもしれないし、実は自分では苦手な分野で他医紹介を考えている場合もある。要は、患者さんにとって、何が一番重要で必要なことかを常に意識していなくてはならない。

初めに訪れた医者に診断がつかず、症状も改善しないため、別の医者を受診したところ診断がつき、治療もうまくいった、ということもよく聞かれる。ただ、これは必ずしも、初めに訪れた医者の能力が低かった、**ヤブだった、とばかりは言えない**のだ。

病気は、風邪など自然治癒がのぞめる病気以外は、大抵次第に病状が悪化し、症状が重

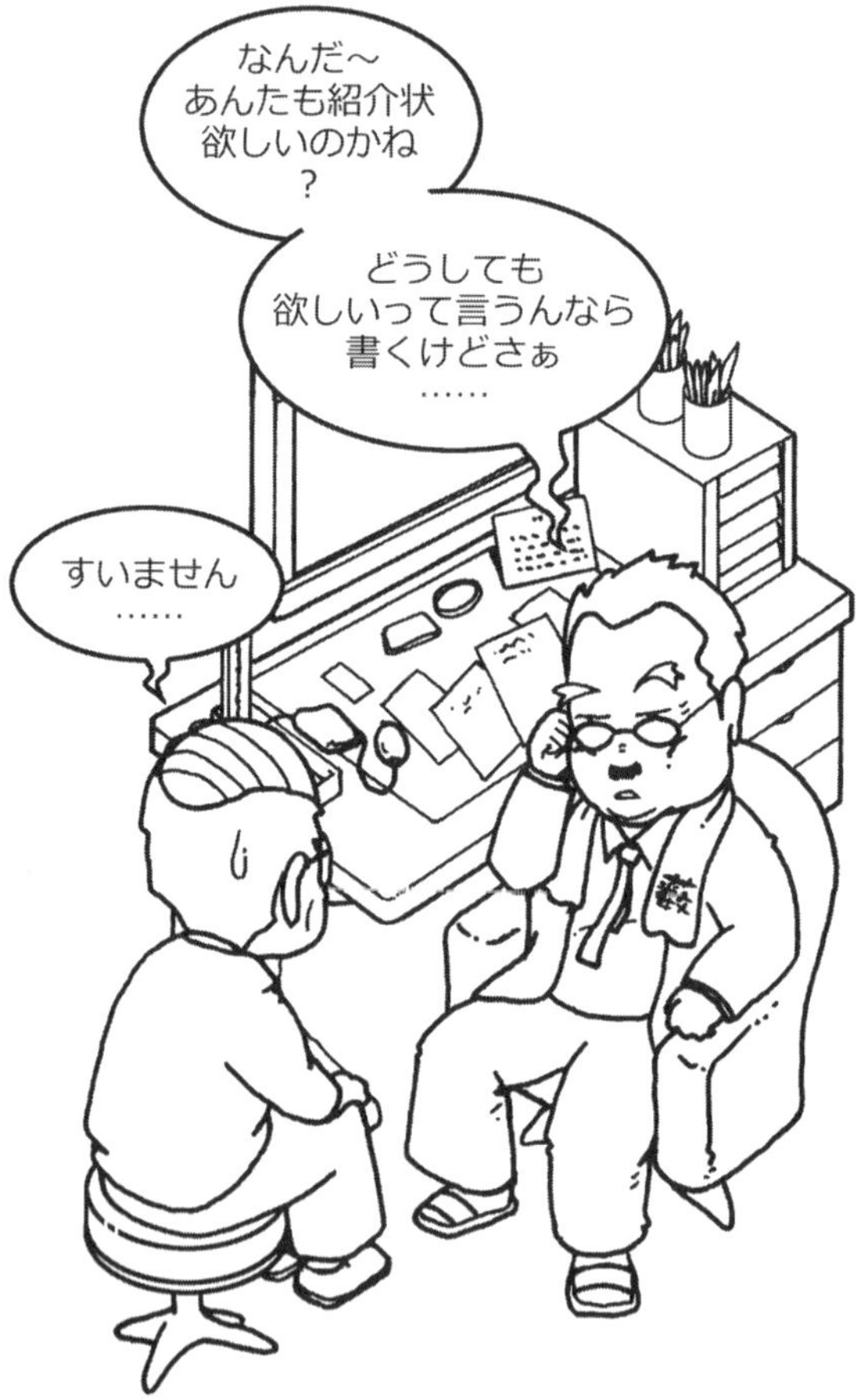
なんだ～
あんたも紹介状
欲しいのかね
？
どうしても
欲しいって言うんなら
書くけどさぁ
……
すいません
……

くなってくる。教科書に載っているような病気の特徴がだんだん出そろって、診断がつきやすくなる、ということもあるのだ。

だから、初めの医者ではまだ症状、検査異常が出そろっておらず、時間を経て別の医者を訪れた時には、診断がつきやすくなっていた、という可能性も大いにある。虫垂炎などというありふれた病気でさえ、病初期には診断することが難しいことだって稀にはある。

ただし、勘の鋭い医者（センスのある医者）は端《はな》から病気の目鼻をつけ、先手先手と必要な検査を進め、早い段階で診断をつけて手を打つものだ。

▼「風邪だと思うんですが」

日常診療していると「風邪だと思うのですが」と自分で診断して受診する患者さんがよくいる。

まあ大抵は正解で、まさに風邪（急性上気道炎）であることが大部分だが、医者によってはこの手の言葉にムッとする人も多い。

「誰が診断した？　風邪だと言うんなら、薬局で風邪薬を買って飲めばいいだろう。病名を決めるのは私だ！」というわけだ。一見風邪のような症状で、実際に風邪である割合はほぼ8割くらいだろうか。

▼症例 5

いつも高血圧症と脂質異常症の内服薬をもらうために通院しているやや煩型《うるさがた》のおばさんが、定期受診にはまだ間のある時期に来院した。

「今日はどうしました？」

「いえね、風邪をひいちゃいましてね」

「そうですか。どういった症状がおありですか？」

「一昨日、孫が遊びにきてね、鼻をぐずぐずいわせてたんで、まずいなとは思ったんですけど、たまにしか会えないから、思いっきりくっついて過ごしたんです。昨日孫が帰って行ったあと、どうも背中がぞくぞくして、咽喉《のど》も何となく痛いし、きっと孫の風邪をもらったんですよ」

「寒気と咽頭痛ですね。咳や痰はどうですか？」

「咳は出ないですね。だって孫のは鼻風邪ですから」

「一昨日お孫さんがいらして、一緒に遊んだりして汗をかいたりしませんでしたか？」

「そういえば、久しぶりに体を動かして汗ばみましたね」

「その後、下着を取り換えるなど、汗の処理をきちんとしましたか？」

「食事の支度なんかしてるうちに自然に汗はひいたし、そのままでしたよ」

「今の症状がウイルス感染による急性上気道炎、いわゆる風邪だとしたら、ウイルス感染の潜伏期からして、一昨日のお孫さんとの接触によってうつされたものとは考えられませんね。1週間か10日ほど前に風邪ひきさんと接触したり人混みに出かけたりしませんでしたか？」

「いいえ、うちは爺さんと二人だし、いつもと変わったことはなかったです」

「そうですか。では診察しましょう」

患者さんの咽喉には発赤もなく、胸部聴診所見も異常はなかった。

「診たところ、上気道炎症状はないようですね。お孫さんと遊んで汗をかいた後そのままにして、寒気を感じたのかもしれませんね」

「ええ？　風邪じゃないんですか？　こんなにぞくぞくするのに？」

患者さんは不満そうだった。

「念のため、お薬は出しておきます」

まあ、風邪に限らず、自分で自分の症状を診断してくる患者さんは多い。いろんな検査をしても異常が見つからずに、そう伝えると不満そうにする人や、些細な病名を告げてあげると安心して帰っていく患者さんがいる。

風邪といっても、**ウイルス性の上気道炎**（原因ウイルスはさまざま）から**インフルエンザ**（これもウイルス感染症ではある）、季節の変わり目や湯冷めしたなど単なる**体調不良**のこともある。多くはある一定の時間が経てば、自己の免疫機能が働き、そのうち治る。

あとの2割位には、**アレルギー性鼻炎**や**急性扁桃炎**、**肺炎**など抗ヒスタミン剤や抗生物質などの適切な薬物療法が必要なものがあり、さらには、恐らく風邪だろうと思いながら診察を進めると、**尿路感染症**や**白血病**、**肺がん**だって隠れていることがある。

医者が「風邪」だと思われる症状を訴えて外来を受診する患者さんを診る時は、常に風邪と類似した症状を呈しながら、実は他の病気である可能性を念頭において診察しなければならない。

「風邪は万病のもと」と言われる通り、単なる風邪と思われたものが急性扁桃炎であったり、**急性気管支炎**、**咳喘息**、**気管支喘息**であったり、風邪をこじらせて肺炎を起こしてい

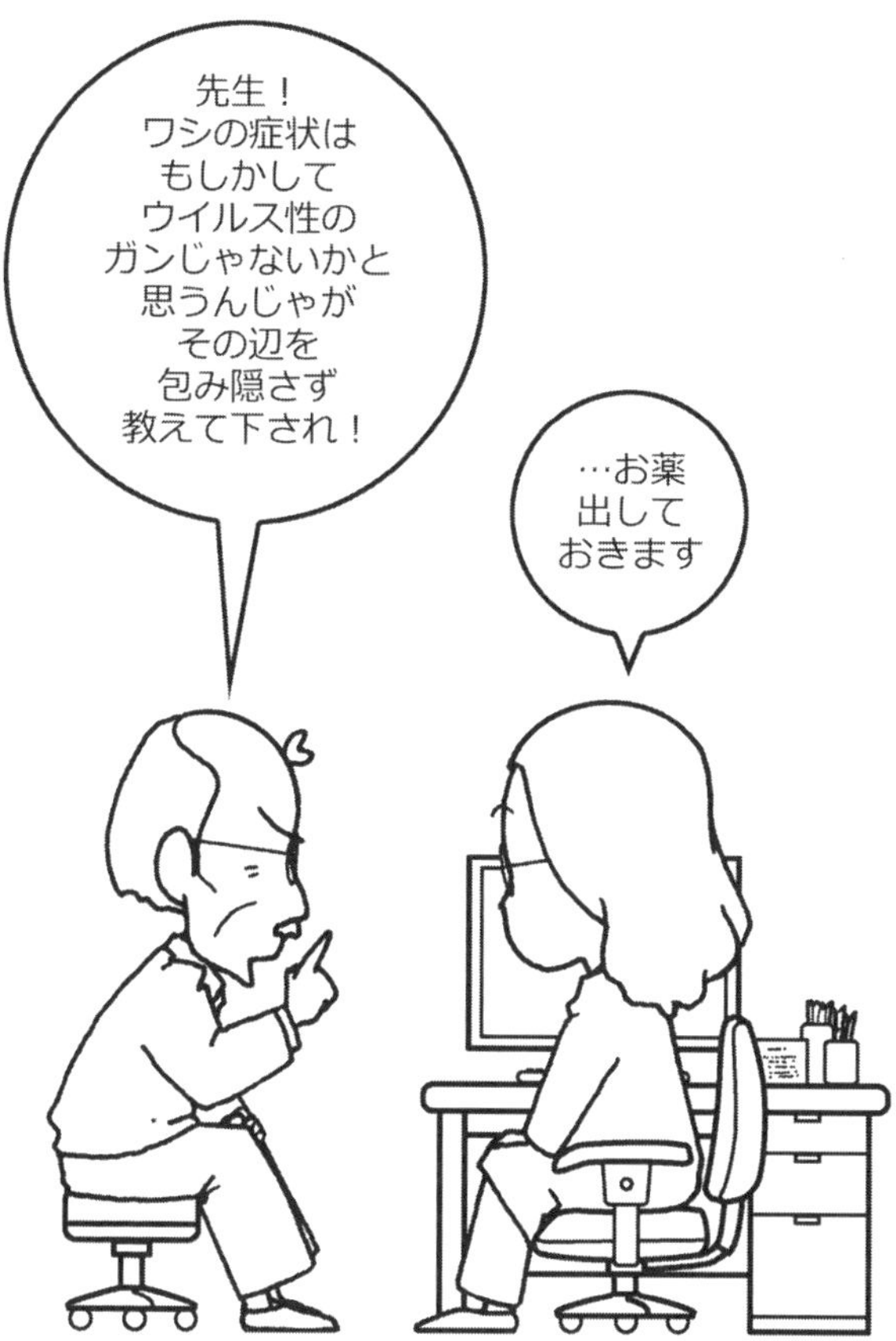
先生！
ワシの症状は
もしかして
ウイルス性の
ガンじゃないかと
思うんじゃが
その辺を
包み隠さず
教えて下され！
…お薬
出して
おきます

ることもある。**白血病**もその初期の症状は、白血病細胞の増殖によって正常な白血球が減少し、細菌やウイルスなどの感染に対する防御反応が阻害されるために発症する急性上気道炎などの感染症状であることが大部分だし、同じく白血病細胞の骨髄内の増殖によってすべての正常な血球の産生が阻害されるため、血小板の減少も起こり、鼻出血や歯肉出血がみられることもある。

今でも**肺結核**は散見されるし、**肺がん**による咳や痰を「風邪をひいた」と表現して受診する患者さんは多いのだ。

視診や聴診などの診察で風邪以外の可能性が考えられたら、胸部X線撮影やCT検査、血液検査、喀痰培養、喀痰細胞診など必要と思われる検査を進める。画像の違いやその他の検査所見から大方の診断はつくが、病気によっては気管支鏡や細胞診などさらなる検査をして診断をつけ、必要な治療を行なう。

たかが風邪と侮ってはいけないし、患者さんの言葉を鵜呑みにしてもいけない。軽症と思われる患者さんを診察する際にも、些細な症状や訴えに注意を傾けなくてはならない。

4　メジャー／マイナー？

▼診療科による違い

昔、私が医師国家試験を受けた40年ほど前は、内科（**呼吸器内科**、**循環器内科**、**消化器内科**、**血液内科**、**膠原病内科**、**神経内科**、**アレルギー内科**、**内分泌内科**などなど）、外科（**心臓血管外科**、**呼吸器外科**、**消化器外科**、**脳神経外科**）、**産婦人科**、など必ず出題される「メジャー」と呼ばれる科と、**皮膚科**、**眼科**、**耳鼻咽喉科**、**整形外科**、**口腔外科**、**精神科**、**泌尿器科**、**放射線科**など年によってそのうちから2科目選択されて出題される「マイナー」といわれる科があった。そのため、前者をメジャー、後者をマイナーとそのまま日常診療でも呼び習わしていた。

現行の医師国家試験には年ごとに変わる選択科目というものはなくなり、全てが出題の範囲となっているため、今時の医者にはメジャー、マイナーといった呼び方はなく、そういった概念もないのかもしれないが、大学病院や総合病院などでは、総じて外科や内科が幅を利かせていることが多い。

病院によってその得意分野というか、顔となる科は違うが、大体メジャーの診療科のどこかが、その顔として君臨している。内科や外科など、メジャーといわれる診療科は、命を直接左右する鍵を握っているという自負があるのだろう。周りも暗黙の裡にその存在を認めているきらいもある。

もちろん整形外科が売りの病院とか、眼科で有名な病院とか、さまざまな最先端治療で名を馳せている病院もあるだろう。たとえば皮膚科でも悪性黒色腫など命に関わる病気も扱うし、生命に関わる広範囲熱傷などでは救命のために形成外科での治療が必要だ。

疾患はすべて、専門的に勉強し、経験を積んだものでなければ、診断も治療もおぼつかない。医者の世界こそ、「餅は餅屋」なのだ。命に直接関わりなくても長年にわたって苦しめられる湿疹やアトピー性皮膚炎、失明の可能性だってある白内障や緑内障など、患者さんにとってはメジャーもマイナーも関係なく重要な病気なのだ。

今では、「メジャー」、「マイナー」という言い方はそれぞれの科に対して失礼なのかもしれない。

科目同士ではやはり仲のいい悪いがあるようで、特にメジャーな科目同士の主導権争い的なことはあるのだろう。下っ端の段階で早くに大学を離れた私には測り知れないことだが、古い大学ほどその傾向はありそうだ。

▼「女の医者はいらない」？

私の在籍した大学病院では、ある外科が多大な力を持っていて、「そこの医者でなければ医者にあらず」的な雰囲気を醸し出していた。

大学から医者を派遣される関連病院においてもその姿勢は変わらない。手術の依頼をするにも、検査データからさまざまな検査所見が全部そろっていないと差し戻されたり、叱られたり、ということもあった。個々の医者によって違いもあるのだろうが、その科の医者に患者紹介をするときにはいつも戦々恐々としていたものだ。

もちろんそれは当たり前のことで、患者紹介にはすべて遺漏なく状態を把握し、説明されていなければならない、ということを叩きこんでくれたのだ、と今では好意的に解釈することにしている。

大学のそこの科では、「女の医者はいらない」と言ってはばからず、私の時代には女だてらにその外科を目指す者はほとんどいなかった。

まあ、あからさまな性差別だし、今ではそんなことはないのだろう、そこの外科にも少数だが女性医師の姿が見られるようにはなった。

5　医者の日常

医者になって一番きついのはやはり365日、24時間、四六時中仕事から解放されることがないということだろう。今の私は入院設備のない診療所勤務だから、夜間や休日には全くフリーの生活をしていられるようになったが、入院の設備を持つ病院に勤務していた頃には、昔はポケベル、その後は携帯電話で容赦なく病院が追いかけてくる。

全く自由にしていられるのは、与えられる夏休みの1週間だけ。年末年始だって当直にあたっていたり、当直でなくても入院患者さんの状態報告や急変の知らせなど、緊急の連絡が入るから、神経が休まる時はなかった。

今は入院施設を持たない診療所勤務で当直もないから、肉体的にも精神的にも随分楽になった。

▼いわゆる「女医」とフェミニズム

「女医」という言葉自体が、「女弁《めべん》（女性弁護士をやや揶揄して呼ぶことば）」同様、自ら女性医師の立場を貶めている、とずっと昔、知り合いの女性医師が何かで発言された。これを聞いて、「そうだ！」と軽いショックとともに気づかされたことがあった。しかし、世の中的には、やはり「女医」というカテゴリーが厳然と存在しているように思える。

私の卒後所属した某国立大学の医学部では、ほんの数年前、平成の終わり近くになって初めて女性の教授が誕生した。男女共同参画社会と言われて久しいが、実際の社会ではこんなもんだ。

でも、それも仕方のない面がある。仮に家事、育児を一切しなくていい（それってあり？）としても、ほぼ24時間拘束される医者の仕事は、男でもきついと思う。女性は結婚後も仕事を続けた場合、家事、妊娠、出産、育児など、男性医師とは比較にならないほど負担が増える。

だから、入院患者さんや入院後の急変などの少ない「マイナー」の科を専攻したり、結婚、出産を機に離職、あるいはパートタイムワーカーなどの勤務形態の移行をはかる女性医師が多いのだろう。だからこそ女性医師の立場も低いという側面にも繋がる。

私が所属した医局では、数か月～数年の期限で関連病院に医師を派遣する際、女性はある意味優遇されていたと思う。それは「〝女医〟は頼りない」との評価からなのかもしれないが、若い男性医師が、過疎の村と言ってもいい遠隔の地を含む僻地勤務を1〜2年の期限で数か所命じられることがある。これに対して女性医師は、市立病院クラス、少なくとも複数の「メジャー」の診療科、多くは「マイナー」の診療科も含むいくつかの診療科があり、同じ科の同僚にも数人の医師がいる規模の病院に赴任させてもらうことがほとんどだ。

一種の逆差別でもあろうが、赴任を命じられた医者としては、症例も多く、他の医者から教示を受ける機会が多いから、ありがたいことだったと思っている。

とはいうものの、やはり性差別と言えなくもない。性差による体力や能力の違い、家庭内や社会での役割におのずと男女間に差があるのは事実だが、それを乗り越えて偉業をなす女性も各分野にはいる。初めから道を閉ざすのはいただけない。性差を超えて平等に扱ってもらうためには、女性のほうにもそれなりの努力が必要だし、甘えは許されない。

出身大学の産婦人科の教授は女性だったが、卒後にお世話になった大学の科で診療グループを率いるほどの立場になった二人の女性医師は独身だったし、総婦長（当時）さんも独身だった。その道を極めようとする女性にはまだまだ厳しい世の中だったのだ。

▼医者はどれだけ勉強して、どれだけそれは残っているのか

医学部の学生時代、私の通った大学では1日6時限の授業があった。朝8時30分から昼休みを挟んで夕方5時40分位までという時間割が組まれていた。

解剖実習などは予定のところまで進まないと、夜8時とか9時、10時頃まで、医動物の実習では夜中の12時位まで帰れなかった。複数の寄生虫の含まれた糞便を稀釈して顕微鏡で観察し、含まれる寄生虫卵を全て同定し、スケッチし終えるまで帰してもらえないなんてこともザラだった。医動物の研究室に所属するスタッフは、何とブラックな勤務を強いられていたことだろう。今でもそうなのだろうか（ちなみにその時の教授はすでに他界されているはずだ）。

ほとんど自由になる時間はなかったはずだが、時に代返を頼んで授業をさぼったこともあり、試験前に慌てて優等生が授業中にとったノートを借りてコピーし、試験勉強していた。今から考えると、貴重な授業時間、なんともったいないことをしたんだろうと後悔している。

医学部の4～5年になって病院実習が始まると、担当した症例についてのレポート作成

と提出、普段の学科の授業、それらの勉強と試験。タイトな時間を過ごした。

6年生後半になると複数回の卒業試験、模試、国家試験のための勉強。膨大な量の卒試や国試の過去問についての勉強。ほとんど缶詰状態で机に向かわなければならなかったが、同級生との息抜き、情報交換はありがたかった。数回の試験の間に、既定の点数に達しない者は容赦なく留年や卒業延期となり、国家試験受験資格は与えられない。

最終学年の厳しい冬も含む半年間。毎週日曜日の朝、関東の北辺の地から、朝5時半頃の暖まっていない始発の私電にのり、乗り換えもしながら、池袋の予備校まで通った。その予備校は、もともとは有名私立中学などの受験のための予備校で、私立中学の受験が近づくと、小学生担当の講師の先生も生徒も日の丸の必勝鉢巻を頭に巻いていた。

医師国家試験対策の講義は朝9時から午前中一杯、国試形式の模擬テストを受け、20分ほどの昼休憩を挟んで、午後は午前中の試験の解答と解説。途中2~3分のトイレ休憩と、夕食時の10分ほどの休憩の後、成績が貼り出され、その後も午後10時頃まで講師による回答と解説が続いた。

1日がかりの模擬試験と解説講義が終わると、国鉄（当時）東北線各駅停車の終電に乗り、深夜12時近く最寄りの駅で降りて、数人の同級生とタクシーに分乗して自宅アパートへ帰った。翌日はまた授業がある。かなりハードな予備校通いではあったが、予定された講義を1回も休まず受講すれば、ほぼすべての分野をカバーする。この予備校の授業全ての回を通い終えたことで、こんな苦行を続けられたのだから、これで国試は受かる、と予感めいた確信を覚えたのだった。

国試の当日、会場前には予備校の校長以下数名の職員が頭に必勝鉢巻をまいて受験生を迎えて激励してくれた。2日間に及ぶ試験が終わって試験会場の外に出るころには、すでに講師たちが急いで解答した模範解答が配られた（必ずしも正解ばかりではないかもしれず、解答が複数あるような問題、正解がないような問題は、不適切問題とされ、後に削除されたりするから、正しい点数がわかるわけではないが、目安にはなった）。

余談になるが、この予備校はかつて某有名私立中学の合格者数日本一を誇っていたらしいが、現在は別の大手グループに吸収されて、有名小学校受験、幼児教育にその名前を残しているようだ。

▼勉強した知識は？

その後、国試受験までに詰め込んだ知識は、医師としての実践の間に自分の専門分野に属するものはより強固に記銘、補充、補強され、専門以外のものは、次第に記憶が薄れていく。それでも日常診療に必要なものはしっかりといつでも引っ張り出せなくてはいけない。若い頃の脳みそに刻まれた記憶は、何回か反芻するうちに強固なものになる。

人体を構成する臓器、骨、神経、血管、筋肉の名前は、医学部の2年生頃の解剖の授業ですべてラテン語、英語でも記憶させられる。骨一つとっても赤ちゃんでだいたい305個、年齢と共に一部の骨は融合し、大人の全身では約206個の骨がある。

5年生までには、生涯で1度も遭遇しないかもしれない病名や病態まで、本当に信じられない量の知識を詰め込まなくてはならない。どのくらいと表現することすら難しいくらいだが、すべて丸暗記では糞の役にもたたない。国家試験対策でも、日常の診療でも、いくつかの知識をうまく融合させて、想像力と推理力を目いっぱい働かせて、正解にたどり着くのだ。

医者になってからよく使う知識は限られてはいるのだが、それでも知識のバックグラウ

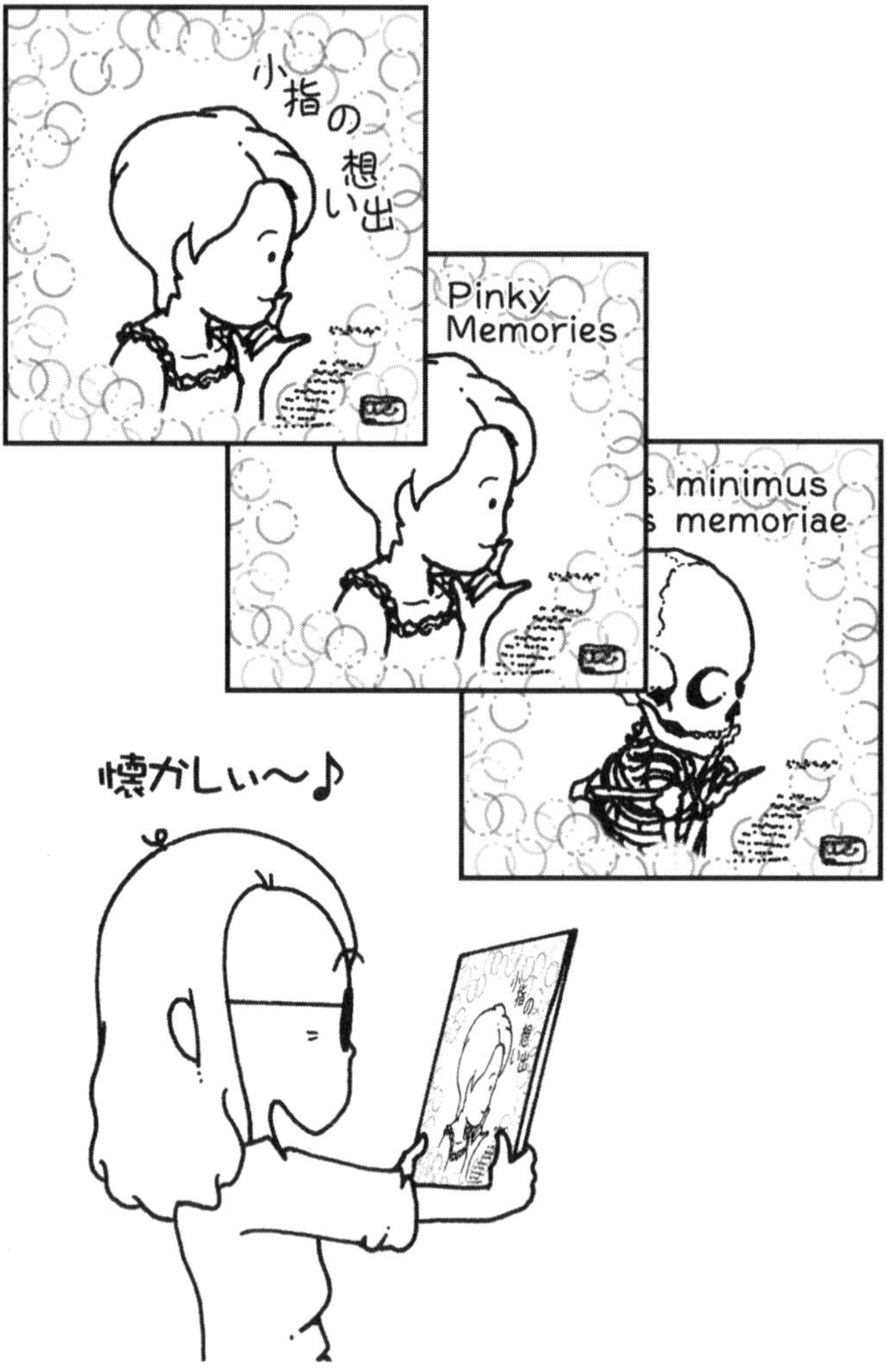
小指の想い出
Pinky Memories
s minimus
s memoriae
懐かしい〜♪

ンドにはそれらが必要だ。専門外となったことに関連する知識はだんだんうすれて、記憶の彼方に沈んでいくが、自分が専門としたこと、日常よく遭遇するものは、記憶が繰り返し引き出され、上書きされ、新しい知見も加わり、どんどん強固になっていく。

引き出しにしまわれた知識が少なければ、正しい診断にたどりつけず、したがって正しい治療にも結び付かない。記憶の底に深く沈潜し、普段は役に立っていないような知識もとても大事なのだ。

医師免許を取得して、専攻する科に入局し、さらに専門的な研鑽を積む一方で、手駒となってその教室の関連病院に勤務医として派遣されたり、赴任したりする。多くはそこで実地訓練を積みつつ、やがては自分が受けたように、後輩の指導を担ったりする。

前述したが、医者になって辛いのは、入院患者さんを担当している場合、一年365日、ほぼ解放されることがない、ということだ。携帯電話がない頃にはポケットベルで、どこにいても患者さんになにかあれば、どこまでも追いかけてくる。寝ていようが、出かけていようが、映画を観ていようが関係ない。だから状態の悪化しそうな患者さんがいる時には、出かけられないことも多い。予定していたことができなくなることは日常茶飯事だ。

そして日々遭遇する症例に関して、最新の知見を取り入れる努力をするのが理想だが、実際は日々の仕事と雑用に追われ、思うようにならないことも多い。それでも、珍しい症例や、たまにしか診る機会のない症例に当たった時には、教科書的な診断、治療法から、最新の情報を得るために学会誌に発表された文献などを探して勉強もする。

▼「認定医」、「専門医」、「指導医」

「認定医」、「専門医」、「指導医」という資格がある。

これを得るには、まず専門の学会に所属し、既定の年数（だいたい5年）を経る間に学会の講演会に出席して発表を聞いたり、自身で発表したりして、点数化された学会での実績をあげる。内視鏡医はさまざまな内視鏡検査や内視鏡を使った治療、外科医は規定にあるいくつかの基本の手術、内科医は規定の分野別担当症例数や見学した病理解剖数など、各学会で定める基準をクリアし、「認定医」の試験を受け合格して認定医となる。そのあと、さらに規定にある条件をクリアして「専門医」、「指導医」などの試験を受け、合格すればそれぞれを称することを許される。

その後も得られた資格を維持するためには、学会への参加や論文執筆で地道に点数を稼ぎ、5年の区切りの間に1回は卒後研修や認定更新の試験を受けて、既定の点数を取る必要がある。

「専門医」の資格を取ったからといって診療報酬が上がるとか、実際的なメリットがあるわけではない。しかし、所属する施設が指導施設として認定されるためには、「指導医」がいなければならず、そういった意味では資格が要求されることがある。

そんなこんなで、卒後数年のうちに専門以外の知識はだんだん記憶の底深くに沈み、自分の専門に関する知識と経験は蓄えられていく。珍しい症例に当たった時、記憶の底にどれだけの知識と経験が沈んでいるか、記憶の底を探り、正しい答えをうまく呼び出すことができるか。そこがヤブといい医者の差が出るところだ。

特に町医者は、浅くとも広い知識や経験が要求されるから、専門馬鹿では困るのである。

▼「胃カメラ」の上手い下手

私は「消化器内視鏡専門医」という資格をもっているので、患者さんの気にしているであろう、上部消化管内視鏡（胃カメラ）の「上手い下手」ということについてふれておきたい。

内視鏡などの検査手技には熟練が必要で、一般論として、経験の浅い医者より数をこなした医者のほうが上手いだろうということは言えるが、やはり器用、不器用という面で差が出てくることは否めない。患者さんとの相性もあり、同じ医者がやってもとても楽だったと感じる人もいれば、苦しかったと訴える患者さんもいる。

医者としても、どうも今日は調子が悪いと感じる日もあるし、例えば検査を受ける患者さんが知り合いだったりして、できるだけ苦しい思いをさせたくない、と思えば思うほど医者側も緊張して、かえって患者さんに苦しい思いをさせてしまうこともある。

ただし、**内視鏡検査において最も大事なこと**は、患者さんに苦しい思いをさせるか、苦しませないか、ということよりも、**正しい診断を下せるか、病変を見逃さないか**ということなのだ。

微小早期がんなどの見極めが難しい病変を見つけよう、確認しようとする時には検査にかかる時間が長くなる場合もある。組織を採取して病理診断に回すための生検を行なう場合には、病変のない場合に比べ、病変の範囲を確認したり、性状を見極めようと、検査時間も長くなる。

病変の部位によっては、内視鏡をかなりな角度で反転させて組織を採取しなければならず、その場合は患者さんの苦痛も増すことになる。

検査が楽にすむ場合には医者の腕によることもあれば、特に病変がなかった場合であることもある。だからといって、苦しかったから病気があった場合だとは限らず、もちろん医者が下手だった場合もある。胃の変形が強くて挿入、観察が難しい場合もある。

一概にはいえないが、楽に終わるためには、**医者も患者もリラックスすること**。患者さんはできるだけ体の力を抜いて、まな板の上の鯉になったつもりで術者に身を任せるのが一番のコツだ。

6　医療業界あるある

▼「医師会」の構造

地方の医師会は、構成員はほぼ全員がその地域の開業医で、市立病院などの公的医療機関の医者も形だけ入会していることもある。医局の先輩が講演を依頼された時など、それを拝聴するために2～3度顔を出す機会があった。若造であった私には、その集まりが、学術団体というよりは、何となく老人クラブの会合のように感じた（今では私も立派な老人クラブの入会資格を持っているが）。

日本医師会は大昔、武見太郎会長の頃は勢いもあり、地方の医師会では、自民党の党員や党友となっている者も多かった。票田や政治的圧力団体の一翼を担っていたのかもしれない。

今の若い開業医の中には医師会に所属しない医者もあり、勤務医はほとんど会合に出席することはないと思う。医師会主催の講演会などに出席すると、各学会から認定医や専門医の認定更新単位をもらえるものがあり、そういう講演会には出席する勤務医はいる。

私自身は医師会には所属しておらず、医師会そのものにはあまり縁がないので詳しいことはよくわからない。地方になればなるほど、開業医同士の情報交換、顔合わせの場的な集まりといえるだろうか。もちろん、医師会の活動として講師を招いたり、定期的に勉強会を行なったりしている。

そういえば昔、民主党が政権を取った時、その前の国政選挙で、それまでのすべての医師会が自民党支持といってもよかった中で、国内のいくつかの医師会が自民党を支持しない、と表明したことがあった。

今回のコロナウイルス感染症の蔓延に際しては、診療やワクチン接種などへの協力に関して、おそらく国から各県への通達や要請があり、医師会を通じて各開業医などに協力が求められたのだろうと思う。残念ながら、医師会とはあまりつながりのない私は定かには知らない。

▼看護師さんや医療従事者との関係

看護師さんや、臨床検査技師さん、放射線技師さん、理学療法士さんなど、パラメディカルスタッフさんたちがいないと医者はほぼ何もできない。昔の医者は腕一本、聴診器一本で診察、診断、治療をしていたのだろうが、小型化された精密機械を駆使して行なう現代医療に慣らされた現代の医者では、レントゲン写真、CT、MRI、超音波検査、血液尿検査など、自分が行なう検査の他に、医療技師さんたちがもたらしてくれる恩恵なしには、診断にも自信が持てないし、看護師さんのサポートなしでは、ほとんどの医療行為に支障をきたす。

（大学の研修医時代、面倒臭い指示を出した時などの看護師さんの反応が、若いイケメンの男性医師や普段から飲食に連れ出したりして労を労う機会を作っている中堅の医師などに対するものと、私に対するものとは若干の違いがあったように感じたのは、個人的なひがみだろうか。）

私も若い頃は世間知らずで、傍若無人でもあったから、パラメディカルのスタッフさんに対して、〝高ビー〟で鼻持ちならない態度をとっていただろう、と反省しきりだ。一人では何もできない未熟者であった、といまでは自覚している。

検査や治療などが思うようにいかなかったり、看護師さんや検査技師さんの手際が、自分の期待に沿わなかったりした苛立ちが、若い頃にはつい顔や態度に出てしまったり、スタッフに対する叱責となったりするが、それは得策ではない。サポートしてもらう立場だということをわきまえ、それぞれの言い分や立場を尊重しなければいけない。そのうえで、患者さんの不利益になるようなミスがあった時は、きちんと指摘しなければならない。

幸いなことに、現在勤務している病院では、至急の検査をいきなり詰め込もうが、時間外まで診療がもつれこもうが、誰も絶対嫌な顔を見せない。必要だと医師が判断してオーダーしたものは、物理的に不可能でさえなければ、粛々と引き受けてくれる。頭が下がる。働く環境としては最高の所に勤められている。

医療行為はチーム作業だ。より良い共同作業をするためには普段からのコミュニケーションが大事で、時には労を労って感謝を伝えることも必要だ。コロナの流行に翻弄される昨今では皆で会食する機会などがなくなってしまった。いずれにしても、チーム作業を円滑に進める努力は必要だ。

▼クスリ屋さん　ほか関連業界

昔は薬価と薬の仕入れ価格には結構差があったらしく、薬価差益がかなり大きかったらしいが、今ではそんなにおいしい話はなさそうだ。院外処方箋が主となった昨今は、薬価差益で利益を出すことがそもそもできない。ただし緊急対応の救命処置に使用する注射薬など、必要最小限の常備薬の不良在庫は必ず生じる。それらデッドストックは病院の持ち出し、経費となる。

薬剤の新商品の開発はめまぐるしく、同種薬剤の製薬会社間の販売競争はすさまじいものがあるのだろう。新薬の情報提供や病院の新規採用を目指す製薬会社の営業マン（昔はプロパーさん――プロパガンダから？――と言ったが、今はＭＲと呼ばれている）が病院を訪れて、新薬や発売中の薬剤の宣伝、副作用情報などを周知していく。

また、地域の医師会主催の勉強会や他所から講師を招いての製品に関連したトピックや学術的講演を行なう講演会のスポンサーを務めることも多い。

世の中が高度成長期だった時代からバブルがはじけるまで、製薬会社の景気が良かった頃（実は今でもかも知れないが）は、「勉強会」と称した商品説明会のための接待飲食が少なからずあった。時がたち、診療の終了後に病院の医局や会議室などで行なわれる「説明会」にお弁当が出る程度になり、今では本来の製品説明だけで飲食が伴うことはなくなった。ボールペンやメモ用紙、付箋紙など商品名や製薬会社のロゴの入った販促品と言われるステーショナリーの配布などもめっきり少なくなった。医師と製薬会社の癒着を避けるという意味合いもあるのだろうが、世の中は不景気なのだな、という感じはそんなところにも感じられる。

コロナ感染症が流行してからは、ＭＲさんの直接訪問はほとんどなく、文書の郵送やオンラインの説明会が主流となった。

今は、開業医の傍や、公立病院の門前に林立する調剤薬局がしのぎを削っているようだ。

第3章

描かれた「お医者さま」

――テレビドラマや映画に描かれた医師たち

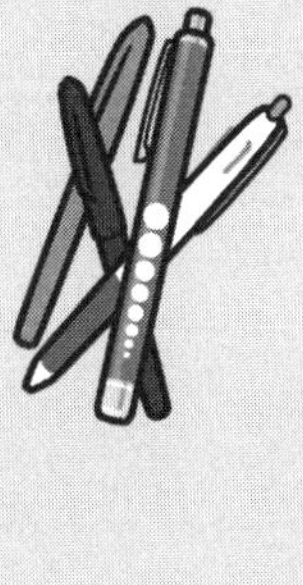

医療ドラマと言われるものは、私はあまり観ない。たまに目に入ると、あまりの荒唐無稽さに、観るに堪えないという気持ちになることが多いからだ。

▼「私、失敗しないので」

中でも最も嫌いなのが、「私、失敗しないので」と自信満々に言い放つ女性医師が主人公のドラマ。フリーランスで仕事を請け負って、難しい手術をこなして不治の病に侵されていると思われたその回の主要登場人物を助けて、ついでに病院組織の幹部達をギャフンと言わせる話のようだ。

そもそも医者の世界にフリーランスで仕事を請け負うなんて話は、マスコミなどでたまに取り上げられるが、実際はレアケース。凄腕の脳外科医や心臓外科医で、世界中で引っ張りだこというスーパードクターがいるが、そんな人は関連のある病院が招聘して治療をしてもらうことで手一杯になってしまうだろう。

それにしても、あの歳で失敗がまったくないのは、手掛けた症例が少な過ぎて失敗がないんじゃないの？と逆に突っ込みたくなる。こんな不遜な医者には絶対に診てもらいたくない。

さらに、フリーランスで医療を行なった場合を考えてみよう。治療に関して何か不測の事態があったら、どこが、誰が責任を取るのか、患者さんに対する補償はどうなるのか、責任の所在が明らかでない。これだけでもその存在のフィクション性は明らかだ。つまり、ドラマだけのオハナシなのである。

実際、一人前の医者となるために必要なきちんとした教育は、どこの医局にも病院にも所属しないフリーランスではたぶん受けられない。医学に独学ということは絶対にありえないし、常に知識と経験を更新していかなければならない医師という立場を考えると、フリーランスなどという存在はまずありえない。

もっと本音をいうと、封建的な徒弟制度の権化という側面がなくはない医者の世界では、フリーランスでは生きていけないだろう。

さて、なんでそんなドラマに目くじらを立てているかというと、**医療に不遜な姿勢はあってはならない**と考えるからだ。

当たり前のことだが、不遜にも「私、失敗しないので」などと大言壮語したところで、所詮人間のすることに１００％はあり得ない。もちろんミスや間違いはあってはならない

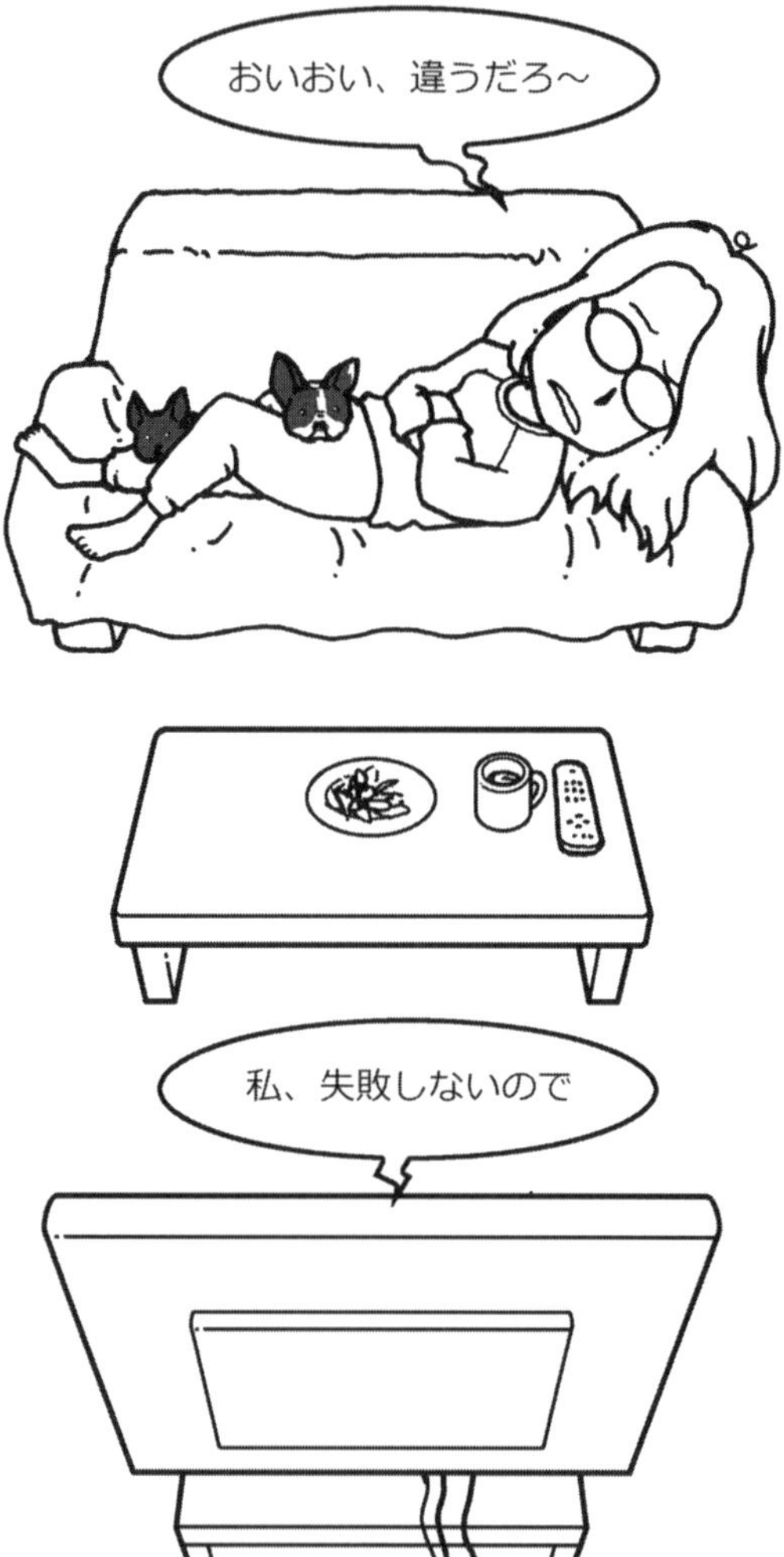
おいおい、違うだろ～
私、失敗しないので

し、そんなことのないように最善をつくすのが当たり前だが、常にミスや不測の事態を想定して、まさかの時には、できるだけダメージが少ないようにリカバーする、という姿勢で臨むべきものだ。

神ならざる半端者の医者が「絶対失敗しない」などと公言して診療にあたるのは、不遜を通り越して傲慢以外の何ものでもない。

▼もっとすごい例もあった

笑止だったのは、数十年も前のこと。あまりに荒唐無稽だったので今でも覚えている。当時人気絶頂の女性アイドルが主演で、私生活において後に彼女の夫となる若手俳優とのコンビと、中堅俳優を配して数作が作られた「赤い……」シリーズの何作目かのこと。

病気を抱えた主人公が搭乗していた飛行機で病状が悪化し、急遽飛行中の機内で、機内食用のナイフとフォークを煮沸してメス代わりに使って手術する（！）というシーンだった。

生き物の皮膚や内臓をなめてもらってはこまる。硬いステーキ肉を切るのさえ手こずるような洋食用の鈍《なまく》らなナイフで切れるほど、生体の皮膚は軟《やわ》じゃない。切れないナイフで切り裂かれた組織は挫滅し、そこから次々壊死していくだろう。まして、微細な血管や神経の切断は言わずもがなだし、それらが張り巡らされた体内を、常に不規則に振動していて、無菌状態を保てない、麻酔装置も手術助手も看護師もいない機内で手術など、殺人行為に等しい。

口にタオルをかませれば痛みに耐え、痛みのために絶叫することを避けられるなどというのも、時代劇の中だけにしてもらいたい。紙切れの端で指を切ったってあんなに痛いでしょ。

▼「グレイズ・アナトミー」

かく言う私も、所々突っ込みながらではあるが、面白いと放送開始からはまって観ている連続ドラマにアメリカの「グレイズ・アナトミー」というのがある。本国でも人気が高く、すでに第18シーズン。初放送からもう17年も経つ。

初期からの主要な出演者は、看護師などのチョイ役を除けば、もう三人しか残っていない。脇を固めた役者達は、ほとんどが死んだり、新天地を求めてよそへ移って行ったり、人間関係のもつれでいられなくなったり、などのストーリーを経て、番組を卒業していった。

医学ドラマの形を借りて、実は医療スタッフたちの恋愛沙汰をメインに据えたような群像劇だから、番組として長寿なのだろう。

主要な登場人物たちも、長く番組に縛られてイメージが固定するのを恐れるのか、はたまたギャラの問題でもあるのか、準主役級のある俳優は、ジェンダーの問題で監督やスタッフたちの虐めにあって降板したという話もあり、他にもスタッフと問題を起こしたなど、次々番組から退場して行った。この番組から卒業後も、サンドラ・オー、パトリック・デンプシー、キャサリン・ハイグルなど、今もアメリカの映画やテレビドラマなどで華々しく活躍している役者はたくさんいる。

この番組の医療シーンもやや荒唐無稽なところがあるのだが、アメリカの医療制度の問題や、一人前の医師と認められる、すなわちインターンからフェローになるまでの仕組みが垣間見られたりして興味深い。男女間の三角、四角、五角関係のもつれみたいなことが多く、少し食傷気味でもあるのだが、それでも新シーズンの放送が始まったのでまた観ている。

一方、原作者の死亡もあり、すでに放送が終わっているが、「ER—救命救急室」は、原作者が医者だけあって、医学的考証のしっかりした、緊張感のあるドラマだった。このドラマの医療場面では、我が身に置き換えて緊張感を覚えたものだ。

この番組から大きく羽ばたいた俳優にジョージ・クルーニーやモーラ・ティアニー、アンジェラ・バセット、ジュリアナ・マルグリースなどがいる。

▼「TOKYO MER ~走る緊急救命室~」

日本の医療ドラマはどうも医学的考証が今一つかと思われるが、どうせ突き抜けるならここまで行け、という感じがあるのが最近放送された「TOKYO MER ~走る緊急救命室~」。

これもかなり荒唐無稽と言えなくもないところがあった。たとえば、「そんなところで腹を開いて出血個所の血管を結紮《けっさつ》、しかも研修1年目の医者が」、とか、「こんなところでそんな手術したりはしないよ。おいおいそれじゃ殺人になっちゃうよ」と突っ込みを入れながら観ていた。しかし、実際に手術可能な移動救命室、移動手術室などがあれば、助かる命もあるかな、とは思わせてくれる（ただし程度問題だ）。

輸血もすぐには調達できないだろうし、患者さんに輸血をした後、患者さんの血液と輸血された血液の間で抗原抗体反応が起きてはいけないから、病院で実際に輸血する際には必ず「交差適合試験」を行なう。あんな現場ではそんな検査もできないし、やっている余裕もない。何しろ、人員が圧倒的に足りないのだ。

実際の手術には執刀医と、執刀医の向かい側で開創部を保持し、術野の確保を図る前立《まえだち》という医者がいる。この医者は術野の止血操作を手伝ったり、執刀医から見えにくい場所の処置を行なったり、かなり重要な働きをする。このドラマでは往々にして、医者が一人で手術などの処置を行ない、にっちもさっちもいかなくなったとき、スーパーヒーローよろしく、敵対しているはずの医者が登場してピンチを乗り切る。

ハラハラドキドキのドラマ展開には必要な設定なのだろうが、そもそも、このドラマで二番手のスーパーヒーロー的な役回り（番組の主役ではない）の医者は厚労省の医系技官という設定。そんな官僚に身を置き、長く、またはまったく実際の医療現場を経験していなかった者が、災害現場の戦場のような修羅場で、高度な救命処置などできるわけがない。日常診療でだって役に立たないだろう。ましてや外科手術など絶対無理だ。

辻褄合わせなのか、番組内でこの医系技官が、模型のような練習器具を用いて結紮や手術手技を訓練している場面もあったが、糸結びが上手にできたからといって、手術ができるわけじゃない。練習と現場は全く違う。練習器と違って、生体の内臓は一刻もじっとしてはいない。

そういったわけで、現場で手術ということを現実にするなら、このドラマの設定では、看護師も医者も圧倒的に手が足りない。

ところが、私はこのドラマを面白いと思って観ていた。それはひとえに主役の鈴木亮平の所作やことば使い、振る舞いがとても医者っぽいということに尽きる。医者が普通にやるだろうというふうに動いて処置をしている。

おそらく撮影に入る前、医療現場に通って見学を重ねるなど、よほどの準備をしたのではないか、と想像させる（別に私は鈴木亮平のファンだから言っているのではない。好みから言えば、もっと綺麗系、いわゆるイケメンが好きだ）。

とにかく、鈴木亮平の医者っぽい演技が、嘘臭い設定をカバーしてあまりある臨場感を醸しだしている。俳優としての力量なのだろう。ただし、現実にはあんなスーパードクターはいないと思うが。

▼心臓外科が脳の手術！

もう一つ、ジャニーズの往年のスーパーアイドルＫＴが演じた医者のドラマで、主人公は腕利きの心臓外科医で小児外科医（この設定も少し無理がある）。こともあろうに昔の恋人の脳腫瘍が発覚したとき、その脳腫瘍摘出の手術までしてしまうのだ。

「脳外科の先生が怒るよ。その時点でありえね〜」、と興味をなくしたドラマだった。

こんなことを実際にやったら、患者さんは死んでしまうかもしれない。少なくとも大きな後遺症を残すだろう。そもそも医者は万能ではない。専門以外の手術ではまったくと言っていいほど役に立たない。心臓と脳は全く違うし、消化器も違う。それぞれの専門分野で何年も何十年も切磋琢磨してやっと高度な手術ができるのだ。

ドラマとはいえ、それくらいの配慮はしてほしい、と思ってしまうのだった。

▼放射線技師が活躍

医師が放射線技師として奉職し、難しい診断にたどり着き、結果治療の成果を上げる、というドラマがあった。

医師の資格は、薬物取り扱いやレントゲン撮影をする資格などいくつかの資格を含んでいるので、設定自体は問題ないのだが、検査の指示や立ち合いも医師の身分のままでできることをあえて放射線技師として仕事をするということの意味がよくわからない。

「それくらいの検査のオーダーや読影は医者でも普通にしているよ」とつい突っ込みたくなる。

放射線の技師さんは画像の撮像と、狙う臓器ごと、腫瘍や炎症、出血や結石、血管や骨など病変ごとの観察が容易になるための画像の構成を行なう。医者の私より病変の読影に長けている。だから、私はCT撮影をオーダーして検査が終わった後、できた画像を見て自信がない時は（ほぼ毎回だが）、放射線検査室の技師さんを訪ねて意見を聞く。画像の診断に疑問があるもの、判断が難しいものは、放射線科の医師に読影を依頼し、診断結果は後でレポートとして送られてくるが、検査室で画像を見ながら技師さんと意見を交わすほうが、直接意見を交換できて判断の助けになる。教えてもらうことも多い。

▼医者だって病気になる

私の年代で医者のTVドラマといえば田宮二郎主演の「**白い影**」（1973年版。

２００１年の中居正広主演のものではない。原作は渡辺淳一の「無影灯」)。

自らの病という秘密を抱えて診療を続けているために、主人公直江医師にはさまざまな疑惑が浮かび、看護婦長（当時の呼称）とのロマンスも絡み、田宮の端正なマスクとすらっとした長身とも相まって、とてもミステリアスなドラマに仕上がっていた。

高校生だった私は毎週楽しみに観ていた。脚本はかの倉本聰、大津晧一、尾中洋一など錚々たるメンバーだった。悲劇的な最後は、田宮二郎氏のその後にたどる運命も暗示しているようだった。

▼ロボトミー

日本公開が１９７６年の映画『**かっこうの巣の上で**』も衝撃を受けた医療ドラマだ。名優ジャック・ニコルソンの名演によるところも大きいが、精神科病棟に入院中の患者さん役の役者さんたちの演技がまたすごかった。大学二年生でまだ実際の精神科の患者さんを診たことがなかった私は、もしかしたら本当の精神科の患者さんも出演しているのではないか、と思ったくらいだった。学年が進んで実際の精神科の患者さんを診てからまたこの映画を観ると、「やはりあれは患者さん役の役者さんたちだった」と、本当の患者さんとの違いがわかった。

　ジャック・ニコルソン演じる主人公は、刑務所での強制労働から逃れるために精神病を装って精神病院に入院する。彼が、いつでも好きな時に出られる楽な所だと思っていたその精神科病棟は、鬼のような看護婦長（当時の呼称）が支配する、患者さんの人権など全く顧みられない場所だった。看護婦長の独裁に反発を感じた主人公は、他の入院患者さんたちを巻き込んで傍若無人に振る舞う。看護婦長にことごとく反抗し、対立を深めていく。

　そんな中で口をきかない、誰とも交わらない、ただひたすらモップを持って床掃除をしている大男のインディアン（当時の呼称）に声を掛ける。答えがなくてもたびたび話しかけ、ちょっかいを出す。大男は無言でただ彼をみているだけだが、次第に心を開いていく。彼の言葉は生命力にあふれる優しいものだったからだ。

　彼は何度目かの騒ぎを起こして看護夫（当時の呼称）たちに痛めつけられている時、看護夫たちのことばからとうとう愕然とする事実に気づかされる。それはここに入った以上は、医師、特にここでは看護婦長の退院可能という許可がなければ、永遠にここからは出られない、ということに。

　そしてとうとう看護婦長に暴力を振るってしまう。拘束衣をきせられ、凶暴性があり、危険人物だと判断された彼は、ロボトミー手術を施され、生命の輝きに満ち溢れていた彼の人格は破壊され、生ける屍と化して病室に戻って来た。彼を見た大男のインディアンは、彼の顔に枕を押し付け、命を奪う。彼の魂を自由へと解き放つために。

そしてその後、大男は重い水道設備を台ごと持ち上げ、それを窓に投げつけ、壊した窓から飛び出し、外の広い世界へと走り出して行く、というラストだった。

最近になって、精神科病棟の閉鎖性に対して問題視する議論が盛んになってきたが、この映画はその問題を鋭くえぐったものだった。

▼ヒポクラテスの誓い

私が医学部を卒業した時、その卒業式で卒業生の代表者がヒポクラテスの誓いを述べ、医者としての心構えを改めて確認した。簡単にいえば、それは医者としての倫理、義務についてのいくつかの項目について言及された宣誓文である。そのヒポクラテスを題名にもつ映画がある。

『**ヒポクラテスたち**』。自らも医学部卒業生である大森一樹監督の１９８０年の作品。医学部の最終学年の少人数での臨床実習の間のさまざまな出来事を描いたものだ。ちょうど私も臨床実習をしている頃で、描かれたエピソードがいわゆる医学生あるあるで、中に出てくる原田芳雄演じる外科医などは、「ああ、いるな、こんな外科の先生」と思いながら観た。

映画の中で医学生として臨床実習をしている間に精神を病んで自死してしまう仲間がいるが、実際に一学年に一人か二人、精神を病む人がいた。一般の人の統合失調症の有病率（疾患に罹患する人の割合）は大体100人に一人と言われているから、一学年100人前後の医学生にも一人位は統合失調症の人がいても不思議ではない。

▼医師vs理事会

よく日本の医療系ドラマでは、理事会など経営陣とスタッフの医師、あるいは、経営側の医師と改革派、人道派の医師との対立という構図が描かれていることが多いが、実際にはどうだろう。

医者は基本、患者さんの病気やけがなどを治すことしか頭にない。病院の経営者でもある医者は、少しは経営のことも考えるだろうが、それでも「**医は仁術なり**」という基本姿勢は保たれているはずだ。経営方針の違い、とかはあっても、それがドラマのように患者さんの診療に影響を与えるようなことはない、と信じたい。

幸いにも私は公立の病院にしか勤務したことがなく、実際にドラマのような「経営理念」対「医の倫理」という状態を目の当たりにしたことはない。だが、公立病院といえども、経営が健全であることは大事なことだし、公的予算の制限内で施設、設備の充実や人件費を賄うことが要求されることは私立の病院と同じだ。

思う存分の診療行為を行なうと、病院の経営はどうしても赤字になりがちで、公立の病院では、特に赤字経営の病院が多い。院長や施設長（多くは自治体首長）や事務長などが議会などでの説明を求められたり、赤字経営の釈明を求められたりすることがあるのかもしれない。公立病院という性格上、経営母体からの予算による補塡があるので、赤字赤字と言いながらも診療は粛々と続けられている。

ちなみに私の勤務している病院はスタッフの努力がすさまじく、いうなればややブラックと言えなくもない感じではあるが、何とか黒字経営のようだ。これはとても稀有なことだ。人件費が抑えられていることと、混雑、長い待ち時間にもかかわらず通ってくる多くの患者さんのおかげだが、正直仕事はしんどい。

しんどい、といえば、過疎の地や僻地、離島の診療所などでの勤務以上にしんどい職場はないだろう。すべて一人で診なくてはいけないし、文字通り365日24時間勤務みたいなものだ。普通の土地での勤務に比べれば、対象人口の少ない分、日中でも暇な時間があるのかもしれないが、精神的なしんどさは大変なものだろう。離島の診療所の医師を主人公にしたマンガやそれをもとにしたドラマがあったが、残念ながら私はこれを観ていない。

とはいうものの、私は観ない、と言いながら、結構観てるじゃないか、医療ドラマ。

▼手塚マンガ

荒唐無稽の極致だが、つい読んでしまうマンガは「**ブラック・ジャック**」だ。

病気や患者さんの状態など、ほとんどあり得ない設定での手術を成功させてしまう医者。「こんなことができたらいいな、助かったらいいな」という希望的観測として読む。自分が不治の病になったら、ブラック・ジャックのような先生を探して、絶対治してもらう、みたいな。

悪人から高額の報酬を受け取るなど、勧善懲悪的な味付けも効いているのだろう。

手塚治虫は医者でもあったから、なかなか魅せるストーリーになっている。ブラック・

ジャックに憧れて医師を目指した人も案外多いのではなかろうか。

第4章

医者は患者さんを、内心どうみているのか

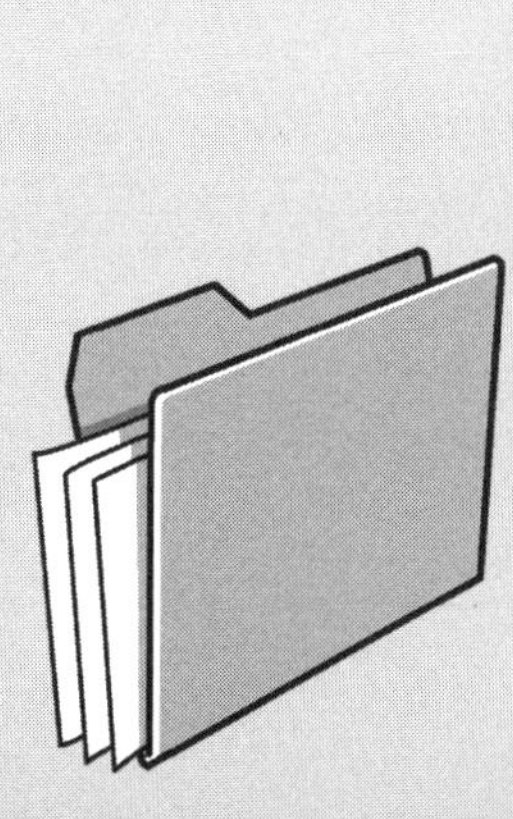

1　患者さんは嘘をつく

▼なぜ患者さんは嘘をつくのか

誤解を恐れずに言えば、医者は常に「患者さんは嘘つきである」ということを念頭に置いて日常診療に当たるべきだ。

もちろん患者さんは、意識的に医者をだまそうなどと思って診察を受けに来るわけではないのだが、結果的に医者が〝騙されて〟しまうことが往々にしてある。特に経験不足の若い医者は、そうなるケースが多いかもしれない。

じつは、一般の人が「これは大したことではない」、「こんな些細なことを医者に話す必要はない」、「こんなことを言うのは恥ずかしい」と考えることにこそ、**病気のヒントが隠されている**ことが多いのである。若い医師はなかなかそれに気づかない。

医者なら知っている格言がある。

▼「女を診たら妊娠と思え」

医者になりたての頃、先輩から教えられたことの一つに「女を診たら妊娠と思え」というのがある。

妊娠の初期には、思わぬ体の不調が多くあらわれる。熱っぽいとか、体がだるいとか、まるで風邪のような症状や、腹痛、食欲不振、嘔気、異常に強い眠気などだ。一度妊娠を経験した者ならすぐピンとくるような症状が、初めての時にはなんだか原因がわからず、体調不良を訴えて病院を訪れることがよくある。

経験のない若い医者なら、体調不良の原因を突き止めようと、血液の検査くらいならまだしも、胸部X線検査とか、腹部X線検査とかを行なってしまいかねない。何のことはない、尿の妊娠反応だけで済む話なのだが、だから、女性の患者さんが来た時には必ず最終月経を訊くことになっている。

ところが、ここで本当のことを言わない人がいるから困るのだ。

妊娠発覚を恐れるあまり、または、自分の身にそんなことが起こるわけがないと思い込んでいる人達は、往々にして本当のことを言わない。

▼症例　6

私が若い頃、勤務先の病院でこんなことがあった。

診療にあたった医師は、ずっと年上の経験豊富な男性の医者だった。40代中ごろの婦人が、腹部膨満と時折下腹部に張るような感じを訴えて受診された。

最終月経を訊くと、数か月前に閉経した、という。少し早めだが、年齢的にはそういうこともあるか、くらいの認識で血液検査や、腹部単純X線検査を行なった。

できあがってきたレントゲン写真（その頃は現像したフィルムだった）をみてスタッフたちは目が点になった。

なんと、女性の腹部には小さな人間の骨格が写っていた。腹部膨満も腹の張りも、妊娠末期の症状だったのだ。本人にそう伝えても、てっきり閉経したと思っていた彼女は、「そんなことは絶対にありえません」と強硬に否定したが、数日後無事赤ちゃんを出産された。家庭争議にならねばいいが、といらぬ心配をしたものだ。

ここまで切羽詰まったものではないにしろ、男性の医者には妊娠という事態があまりピンとこないらしく、体調不良、腹部不快に対してX線撮影の検査をしてしまうことは起こりがちだ。

胎児に対する放射線障害を危惧するあまり、検査後発覚した妊娠に対して、中絶が勧められるケースもある。ただこの場合、X線写真を撮ったくらいで尊い命を諦めてしまうのもどうかと思う（このあと、説明する）。

そうした不幸な事態に陥らないよう、医者はなりたての頃、まず「女を診たら妊娠と思え」と教えられるのだ。

▼X線と妊娠——航空機の場合

たとえば航空機で太平洋路線を往復飛んだ場合、自然放射線の0・1〜0・19mSvの被爆があり、航空機乗務員の宇宙線ないしは自然放射線の平均年間被爆量は2〜4mSvになるとされている。

米ハーバード公衆衛生大学院の研究チームが、2018年6月25日、「エンバイロンメンタル・ヘルス（環境衛生）」に発表した2014〜15年に収集したデータによると、自己申告した客室乗務員5366名（8割が女性、平均年齢52歳、平均勤続年数20年）のうち15％強ががんと診断されたことがある、と回答していた。

乳がん（一般2・3％、女性乗務員3・4％）、子宮がん（一般0・13％、乗務員0・15％）、子宮頸がん（一般0・7％、乗務員1・0％）、消化管（胃、大腸）がん（一般0・27％、乗務員0・47％）、甲状腺がん（一般0・56％、乗務員0・67％）などで一般人よりも高い罹患率が認められている。

男性乗務員については皮膚がんの有病率が高く、男性乗務員のメラノーマは1・2％、一般の成人人口全体では0・69％、メラノーマ以外の皮膚がんの男性乗務員の有病率は3・2％、成人人口全体では2・9％だった。

乗務員の乳がん、皮膚がんの罹患率がとりわけ高い結果であった。ただ、この職業の方たちは、乗務のたび、日常的に放射線被爆をしているわけで、ほんの1～2回の検査による被爆とは被爆の量が違う。

発がん率では確かに航空機の乗務員では高い傾向が認められたが、一方で女性客室乗務員の胎児死亡（流産）に関しては、非職業人に比較して死亡率が高かったものの、他の職種の職業人との比較では差が認められず、35歳以上の人、勤務時間の長かった人の胎児死亡率が高かった。

つまり、胎児死亡に関しては、搭乗勤務による自然放射線被爆の影響というよりは、長時間勤務、長時間の立位などの業務形態、職場環境による影響が大きいと考えられた。

日本航空グループの路線で最も被爆量の多い、成田—ニューヨーク線だけを年間1000時間フライトすると仮定した場合、1週間あたりの線量は0・108mSvである（2005年1月25日発表の日本宇宙航空環境医学界の飛鳥田一朗氏の「航空機乗務員の疫学研究（妊娠関連）」による）。

▼検査での被ばく

これに対して医療の検査での被爆量は、報告によって多少差はあるが大体、胸部X線写真0・04〜0・06mSv、腹部単純X線写真1・2mSv、上部消化管X線検査3〜8・7mSv、乳腺マンモグラフィー0・2mSv、胸部CT7・6〜7・8mSv、腹部CT7・6〜10mSvなどとされている。

何が言いたいかというと、たしかに放射線に日常的に晒されていると発がんのリスクが増す。しかし、1〜2回放射線を使った単純撮影検査を受けたくらいでは、胎児を堕胎しなければならないほどのリスクには当たらないのではないか、ということだ。それでも細胞分裂が盛んな胎児の時期に、放射線被爆はしないに越したことはない。

女性の医師や、看護師さんなどは、妊娠が確定するまでは、X線を使用する検査を行なったり、助手として検査に立ち会ったりすることはよくあることだ。よほどでない限り、仕事場では「妊娠の予定がありますからレントゲン検査や検査の助手から外してください」とはなかなか言い難い場面がある。そういうことに配慮のある職場が望ましいことは言うまでもない。

▼「嘘」をつかれても、簡単に見破ることはできる

「嘘をつく」と言っては言い過ぎかもしれないが、発病に至る経緯について、正直な申告がないことはよくある。

腹を壊した時、前日やその日に食べたものを正確に思い出せないことはあることだし、仕方のないことだが、冷蔵庫に入れておいて少し日にちの経ったものを食べたと言いにくい時もあろう、運悪くそれが腹痛の原因であることもある。

食べたもので診断がつく横綱クラスは、生牡蛎による**ノロウイルス感染症**だ。

激しい嘔吐と水様の下痢、腹痛を発症する。が、多くは2日ほどでケロッと治る。ずっと昔、長男と二人で冬場に生牡蛎を食べ、2年続けてノロウイルス感染症を発症したことがあった。以来、牡蛎の生食は怖いと思いながら、それでも美味しいから時々は食べる。

大関クラスは、烏賊や鱈、鰊、秋刀魚などの生食による**胃や小腸のアニサキス症**。これも耐え難いほどの胃痛や腹痛があり、腹痛に伴う嘔気があることもある。

これらは、特徴的な症状と食事内容の把握により、検査前にはほぼ診断がついていることが多い。ここで診断をつけられないような医者はヤブと言ってもいいくらいだが、「烏賊の刺身を食べた」とか、「コブ締めの鱈の刺身を食べた」とかの情報がなければ、ヤブでなくても診断に苦慮はする。

だが、力のある医者はここで患者さんが申告しなくても、「もしや昨日の夜、烏賊の刺身なんか食べませんでしたか？」と聞くことによって、「ああ、そういえば烏賊の刺身と、鱈のコブ締めを食べました」と、本人すら忘れていたような記憶を呼び覚ますことができる（ちなみに不思議なことだが、烏賊の中でもヤリイカにはアニサキスはいない）。

その場合、すぐに上部消化管内視鏡検査を行なって、胃壁に刺入して蠢いているアニサキスの虫体を生検用の鉗子で取り除けば一件落着となる。

息子で思い出したことがある。息子が東京で浪人生活を送っていた時、様子を見に上京した折に、具合が悪そうで、何度もトイレに駆け込んでいたことがあった。次第に冷や汗をかきだし、顔色も悪くなり、吐き出した。かなり高い熱もでてきた。聞くと前日食べたもつやきが少し生焼けだった気がするという。本人曰く、「どうもキャンピロバクター感染症だ」と。

さらに、滝のような汗と、嘔吐、下痢。水分を摂らせようとしても、のむとすぐ上下からでてしまう。土曜日のことで、夜間診療は申し訳ない、と一晩中苦しんだあと、朝まで待って、休日診療の当番を探して受診したが、整腸と下痢止めの漢方薬を処方されただけだった。

脱水が心配されたので医者だと名乗り、点滴をお願いしたら、「水飲めてるんでしょう？　むやみに点滴すればいいってものじゃない」と私よりずっと年下そうな当番医に言われてしまった。

話しても無駄なので、休日に申し訳なかったが、都内に住む同窓の医師に連絡を取り、彼の後輩が日直をしている病院を紹介してもらって、２本点滴して、息子はやっと人心地ついたのだった。

この時お世話になった同窓の先生は、出身大学や関連病院でかなりのポジションについて後輩の指導にもあたられたあと、現在はお父様の跡を継ぎ、都内の下町で理想の町医者をしていらっしゃる素晴らしい先生で、本当にお世話になった。感謝しきれない。それに比べて、最初に診てもらった当番医は聞く耳もセンスをもっていない。「ヤブめ！」と言ってやりたい勘違い医者の一人だ。

▼kissinng disease（キッシング　ディジーズ）　キスしたら移る病気?!

また、過去の手術が原因で腸閉塞になることはよくあるように、**過去の罹患歴はとても大切**だが、正直に話してくれない患者さんは多い。

少し専門的な話をしよう。この病気も患者さんの「正直度」の話と関係するかもしれない。

伝染性単核球症という病気がある。咽頭痛や発熱、リンパ節腫脹、頭痛、倦怠感など急性上気道炎（いわゆる風邪）様の症状が2週間から1か月ほど続き、その間、皮疹（蕁麻疹様、風疹様の発疹）、肝脾腫（肝臓や脾臓が腫れること）なども認め、検査所見では白血球増多（この場合の増加した白血球のほとんどはリンパ球や異形リンパ球）を認める。

顕微鏡で血液標本を見ると、通常の細菌感染で増加する細胞核が4～5つに分葉した好中球とは違い、核が一つのリンパ球が主体であることから、伝染性単核球症という名前がついた。

95％に認められる肝機能障害もただの風邪とは違い、GOT（AST）、GPT（ALT）が300～500IU／L位、時には1000IU／L近くも数値が上がる。専門的には他にも検査値の異常はいろいろあるが、ここでは割愛する。

物々しい数値を示す割には2週間から1か月ほどでおおむね治癒するが、ごく稀には脾臓破裂や気道閉塞などで死に至ることもある。治癒しても疲労感は数週間から数か月続くことがある。

この病気の本体はさまざまなウイルス感染なのだが、大部分（80％以上）がEB（Epstein-Barr）ウイルスが原因。10％位がサイトメガロウイルス、他にヒトヘルペスウイルス4型、アデノウイルス、などいくつかのウイルスにより発症する。

幼少期にEBウイルスに感染すると、不顕性感染（症状がない感染）で終わるが、やっかいなことに宿主（感染した人）のBリンパ球内に終生残存する。そして症状を伴わずに中咽頭から間欠的に排泄される。

ＥＢウイルスが環境中から検出されたことはない。つまり、ＥＢＶの感染源は既感染者の中咽頭分泌物を含む唾液ということになる。

感染に晒されていない人が、この既感染者の唾液に晒されると初感染となる。30〜50日の潜伏期間を経て、咽頭痛、発熱、リンパ節腫脹などで発症するわけだが、この初感染の発症は思春期から若年者に多い。

つまり、感染の機会のなかった若者が、異性（または同性）の唾液に濃厚に触れること（キスなど）によって感染、発症するのだ。もちろん、原因はキスだけとは限らず、食器の共有、咳などで拡散した唾液の粒子などでも感染する。高校生位の若者がこの病気を発症した時、数週間前に初めてキスをしたのかな？と医者は密かに疑う。問いただす医者もいるらしい。高校生の受診には大抵親がついてくるので、親の前ではなかなか聞きにくいし、患者さんも答えにくいだろう。

いずれにせよ、症状と検査所見からいろいろな疾患の可能性を思いつけなくては、的確な診療はおぼつかない。

2 患者さんの言い分

と、まあ、医者としての言い分を述べてきたわけだが、以前から「ぜひ医者や病院には、言っておきたいことが山ほどある」と言っていた東京の知人がいるので、この際なので手記を書いてもらった。

▼症例 7 関東圏の知人の手記

僕は糖尿病の持病があり、ある時、会社で倒れて都内の総合病院に救急搬送されて入院した。その後状態が落ち着いたため、退院後の通院の便も考えて、自宅の近くの病院に転院した。

そこは規模としては個人病院よりは大きいものの、本当は総合病院というには中身はちゃちな病院だったのだが、地元では大きい病院で通っている。救急指定病院でもあり、内科から産婦人科、皮膚科まで一通りそろってはいて、建物も比較的新しくまあまあキレイで、大病院のミニチュア版、といった感じの病院だった。

地元では「大」病院で通っていても、客観的にみたら、個人病院に毛が生えた程度というこのギャップが、いろいろな勘違いを生むのだろう。規模が大きければいいというわけではないが、やはり規模の大小の中には、どうしようもない質の差があった。

最初に入院した総合病院とこの病院を比べると、看護師さんにも雲泥の差があった。たとえば、ここの看護師さんは糖尿病発症のメカニズムを知らなかった。知っているのかもしれないけれど、少なくとも説明できなかった。

こういう病気は本人の自覚が大切だということで、患者本人が病気になる仕組みを知り、生活を改善していきましょう、というレクチャーを受けることになった。そのレクチャーのとき、僕を受け持った看護師さんは糖尿病についての専門知識がまるでなかったようで、ろくに説明もせず、最終的には「では、この解説パンフレットを一緒に読みましょう」と宣った。この看護師さんの個人的資質の問題だったのかもしれないが、なんとなく拍子抜けした。

そういえば、最初に搬送された総合病院でのこと。そこの看護師さんはみんなとてもレベルが高かった。にもかかわらず、タカビーな人はほとんどいない。職員教育が徹底している感じ。そこは職員のユニフォームが医師も看護師も技師さんもあまり変わらず、遠目には違いがあまりわからないという特徴があった。

入院中のある日、かなり年配のおばさん職員が個室だった僕の部屋に入ってきて、あちこち片付けたり、掃除をして、最後に僕の血圧を測って帰っていった。僕はてっきり掃除のおばさんでも血圧を測ることがあるんだ、と思い感心した。

しばらくしてほかの若い看護師さんがやってきていろいろ世話をしたあと、血圧を測ろうとするので、「あっ、さっき掃除のおばさんがやってくれたよ」と言うと、その看護師さんが、「やっだ、それって、看護師長ですよ」とのことだった。

さて、地元の「大」病院のことに話を戻す。このような病院には決まって嫌な医者がいる。そういう奴がいるからそういう病院になるのか、そういう病院だからそういう医者しかこないのかわからないが、決まってそういうことになっているような気がしてならない。僕の担当医だったそこの副院長がそれだった。

この副院長、病院の「威光」をかさに着て態度がでかい。発言も自信満々でどこか自慢

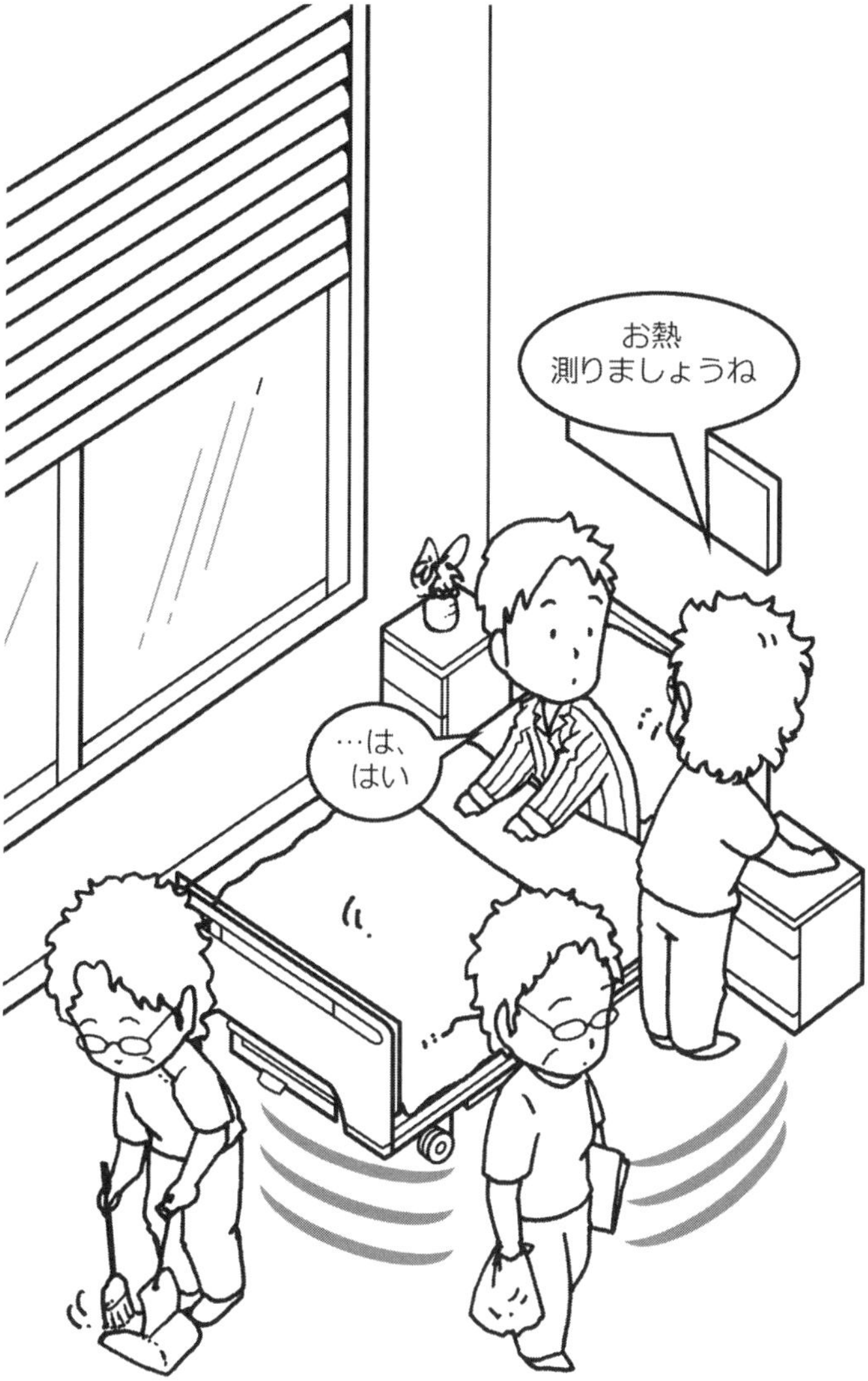
お熱
測りましょうね
…は、
はい

げだった。「僕はこの病気の権威だから、僕の言うことに間違いはない」と言わんばかりの態度。まるで自分のことばが「ご宣託」でもあるかのような傲慢さがにじみでていた。要するにいけ好かない野郎だった。

さて、僕の入院を聞いた父親が駆けつけてきた。親父はもとジャーナリストでけっこう口うるさい。「お前の健康管理、生活管理がなってないからだ」云々と、心配するどころか、ひとしきり僕をなじったあと、「じゃあ医者に詳しく事情を聞く」ということになった。

僕の説明だけでは納得できなかったのだろう。偉そうでもなんでも、うちの親父のようなうるさ方には、よくしゃべる副院長のような存在はもってこいだとも思った。

親父は副院長にアポイントをとると帰って行った。

さて、問題はここから。

父は二回アポイントをとったのだが、結局、副院長に詳しい話を聞くことはできなかったのである。一回目は会議があると言ってドタキャン。二回目は完全にスッポカシたので、「どうしてそういうことをするのか」と父が抗議すると、「本人に必要なことは言ってあるので、家族に話す必要はない」と開き直る始末。

これには僕も親父もあきれた。必要ないなら、なぜ一度は会う約束をしたのか。一度した約束を反故にするだけでも、一般的な社会人失格といえる。さらには患者と家族の関係をまったく考慮に入れず、説明責任についてはどのように考えているのだろう。本人とは別に、家族が医者から直接事情を詳しく知りたいと思ってはいけないのだろうか。

ちなみに、この医者が家族の説明要求を蹴ったのは親父の時だけではない。僕の同室の患者さんの家族がこの副院長に説明を求めると、やはり「私はいつも患者ときちんと話しているから、あなたと話す必要はない」と言うのを聞いた。

僕はそれを聞き、再度の転院を決意した。プライドだけは高い副院長だから、転院することを聞いたときの顔は、文字どおり苦虫をかみつぶしたようだった。

この副院長はなぜ患者家族と話そうとしなかったのか。うるさそうな親父にビビったのか、いまだに謎だ。

ここでも言えることだが、説明をしたがらない、説明をしない医者は、インフォームドコンセントをしっかりと行なうべき、と強調される昨今、いい医者とは言えない。

医者としての義務すら果たしていない。きちんと情報を開示し、診断の根拠や治療法の選択について、患者さん側に納得のいく説明をするのは当然のことだ。

それができないのは、何かやましいことがあるのかとか、診断に自信がないのかとか、そもそも説明できる知識がないのか、と疑われても仕方がないのだ。

第5章

本音で教える病院と医者を選ぶポイント

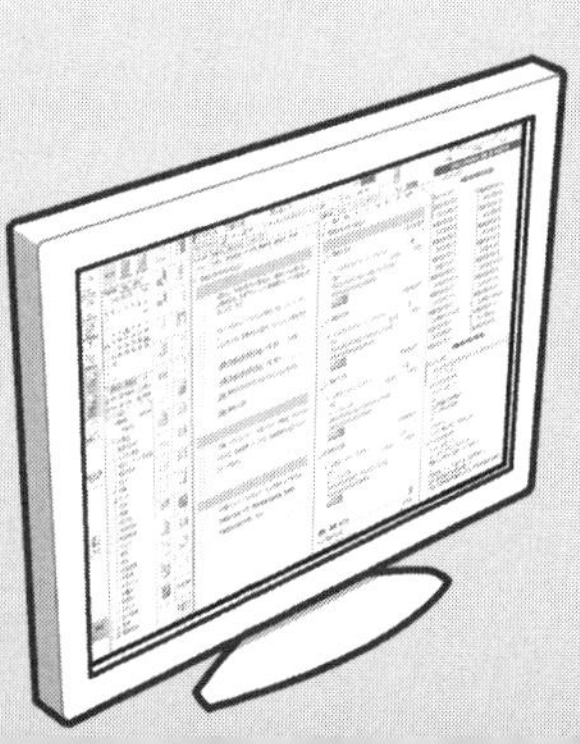

▼医者を選ぶための観察方法

医師を見極めるためには、これから診療を受けようとする医療施設で、普段診療を受けている患者さんの様子や看護師さんやその他のスタッフさんを観察したり、そこで実際に診療を受けている患者さんの評判を知るというのも参考になる。

そこにいる患者さんたちが、自分の受けている医療に満足しているようすがみられるか？

不安そうな顔や不満を持っているような表情をしていないか？

患者さんたちは患者さん同士、または、知り合いなどに対して、病院や医師に対する評価や不満をよく口にしている。「誰々先生はすぐ怒る」とか、「誰々先生はとても優しい」とか、「あの看護師さんは注射が上手、でも、扱いがぞんざいだ」とか、よく話している。

患者さん同士の会話を小耳にはさんだり、医療スタッフの挙動を観察するだけで、自分が診療を受ける際の扱われ方が想像できるのだ。

稀に、診察室から険を帯びて声高に話す医者の声や、反対に医者の態度に溜まりかねたのか、医者に怒鳴り返すような患者さんの声が響いてくることもある。

そんな医者と患者さんの関係は悲しいことだが、そのような険悪な空気になるのは、双方のどちらか、あるいは両方に原因がある。いずれにしても、そのような医者と患者さんの関係はけっして良い結果を生まない。

まず、**その病院の雰囲気を知ること**は、果たしてその病院が自分の命を預けるにたる病院であるかどうかを考える、大事なポイントだ。

▼その病院の治療成績を調べてみる

実際の数字は一般の人ではなかなか調べることは難しいだろうが、過去にその病院で治療を受けたことのある何人かの人から間接的にでもお話を聞ければ、おおよその見当はつく。

「あそこの眼科で白内障の手術をしたのに、ちっともよくならない。かえって見えなくなった」とか、「ある病気でずっと通ってたのに全然良くならず、医者を替えたらすぐ治った」とか。

だがこれらの患者さん側からの評価も一概に正しいとは言えない。前者でいうと、実際は、手術しなければもっと見えなくなっていたのかもしれないし、手術前の「もっとよく見えるようになるはず」という期待が大きすぎて、思ったほどの効果が出なかった、と感じているということかもしれない。

後者の場合、医者を替えてから症状が軽快したのは、たまたま時期的によくなる頃に転院したためで、医者の腕の違いではないかもしれない。

▼転院という方法もある

結局、自身が実際に診察を受けてみた印象が大事だということになる。人間同士のことだから、相性というものが大事な要素となる。

どうも馬が合わない感じがするのは、医者も患者さんも同様で、お互いに身構えてしまう。あまりに居心地が悪いと感じる病院は、避けたほうが賢明かもしれない。

ただし転院する時には、自分の考えだけで別の医者を受診するのではなく、通院中の病院からそれまでの治療経過や検査データなどをきちんと記載した**紹介状**をもらって行かなくてはならない。

そうでなければ、次の医者も正しい判断ができないし、適切な治療もできない。何も情報がなければ、診断するためにさまざまな検査がやり直しになるし、それまで服用していた薬と併用してはいけない薬を処方されてしまうなどという危険も起こりうる。

「紹介状がなければ診ないよ」という医者がいるのも、一見不親切に見えて、無理からぬことではある。

▼ネットの情報はどうか？

病院の評価がネットの口コミに載ることは多いが、それらはあくまでも参考程度にとどめておくほうがいいと思う。

ある程度は正しい評価であることもあるが、相反する評価が挙げられていることもあるし、あくまでその患者さんの個人的意見であるから、評価は人それぞれ、ということになる。

受診前に評判を確かめるという私の前言と矛盾するようだが、**それは直接確かめられる評判についてで**あり、ネットでの評価は匿名性があるため、悪意をもった投稿である可能性も考慮しなくてはいけないからだ。

たまたまその病院での治療が上手くいかなかったり印象が悪かったりして、その患者さんの個人の感想そのままに、ネットの口コミに低い評価を載せても、それが公正に見て正しい評価であるとは限らない。病気なり怪我が思うように治らなかったとしても、それがその病院や医師のせいであったのか、病気や怪我の重さによるものかはわからないし、病院との関係の悪さは単に投稿者の態度や性格の悪さに起因するものかもしれない。

また反対に、あまりに高評価な口コミはもしかしたら病院側が書き込みした宣伝かサクラによる投稿の可能性だってある。だから、口コミなどのネット情報や医療機関自身による病院紹介を**鵜呑みにするのは危険**だ、と思う。

あくまで参考としてネットの評価を調べることは否定しない。

病院を受診する前に、患者さんが自身の症状についてネットで検索し、ある程度の知識を得て、自分なりに診断をつけていることがある。それは正しいこともあれば、誤りや思い過ごしのこともある。

診断までのことであれば、病院で実際にいろいろ検査をして正しい診断、治療にたどりつけばいい。ただ、ネット情報で独りよがりの診断の上に、**ネット上に溢れる代替療法**などを鵜呑みにして、高額な治療をさまざま試してみて効果がなく病院を受診、ということになっては、治療の時期を逃したり、症状を悪化させたりすることになりかねない。

代替療法のすべてを否定するわけではない。正しい診断を得て、スタンダードな治療を行なったうえで、本来の治療に影響しない範囲での補助療法としてならば、患者さんの希望を優先したい。ただし、代替療法の中にはまったく治験の根拠もなく、法外な金額のものもあるので、行なうのであればきちんと調べてからのほうがいい。

近頃は年金生活の年代の方のほうが金銭的に余裕があるのか、高齢の患者さんのなかには高額な**サプリメント**や**健康食品**を摂取している患者さんも多い。いくらか効果があるのかもしれないものもあり、毒にも薬にもならないもののもあるだろう。金銭的に余裕があって、自分の体調不良に対し、それらを利用するのは個人の自由裁量だと思う。

ただ、やみくもに数種類のサプリメントなどを摂るのは、成分の重複による過剰摂取や、併用禁忌のものもあり、使用に際しては成分表など細心の注意が必要だ。

診察時に患者さんから「これを飲んでもいいですか?」と質問されることがある。

そういうときは、その成分をチェックして、病院の処方薬と併用禁忌がないかを調べる。

併用禁忌というのは、処方薬と併用した場合、双方の吸収を阻害したり、作用を強めたり、または弱めたり、同時に摂取すると化学反応で有害な化合物ができるなどの作用を起こす可能性があるため一緒に服用してはいけないことをいう。ほとんどは問題ないことが多いが、時に禁忌もある。これをわかる範囲で説明した上で、「こういうのって、高いでしょう?」とさりげなく付け加えることにしている。

▼医者のプロフィールのどこを見るべきか

実をいうと、私は、良い医者を見分けるためにはどうしたらいいかと考えると、まず**「当てにならない指標」**が頭に浮かんでしまう。

医者を選ぶ基準で一番当てにならないのが、**出身大学の偏差値の高さ**。そして、**肩書**。映画やドラマの『白い巨塔』(山崎豊子原作、大学病院内部での権力抗争が露骨に描かれている。田宮二郎が映画とドラマで主演)に登場するような大学の教授が、必ずしも腕がいいとは限らない。

教授に祭り上げられたら、政治的、事務的仕事が増え、学会、講演会、その他で臨床に携わる時間がぐっと減るのだ。

教授という名の付く役職は大学によって多少差があり、「学内教授」とか、「学外教授」とか称して関連病院の診療科の科長に「教授」の名前を与えているところもある。いろいろな細分化された講座を設けて、それぞれに「教授」を置く大学――たとえば、大学の健康管理課も長は教授、光学検査科（内視鏡検査など）も長は教授、情報管理課も長は教授、などなど――もあるようだが、「主任教授」という言い方をしているところと、していないところがあるので、「主任教授」というのが別格かどうかはよくわからない。大学によるのだろう。

ある大学では、学内で診療に従事していて、ある程度の業績（学会などで論文が多数認められている、または新しい治療法や治療機器を発明した、など）がたくさんあり、ある程度の基準を満たしている医者を教授が推薦して、教授会などで認められれば「学内教授または診療教授」を名乗る。

関連病院などで部長などのポストにあって、同様の業績と教授の推薦があれば、同じように教授会の承認を経て「学外教授または臨床教授」という称号が与えられるそうだ。

教授の推薦がなければ審査の俎上に載ることもないのだから、やはり教授の権力は絶大なのだ。そして教授会の審査に通るかどうかも、教授の政治力に関係しているのかもしれない。

教授に選ばれるためには、筆頭執筆者となる論文も多数なければならない。そもそも教授を目指した時点で、研究や業績に重きが置かれ、第一線の臨床からは退いた感が否めない。もちろん、教授によっては学識が豊富で、検査や手術の手技に長けているという医者もいるだろうが、その肩書だけでは判断できない。

つまり、**教授に執刀を頼むなどというのは、実際にはドラマの中だけのこと**なのだ。中堅の医者のほうが新しい器具の使用などに精通し、症例もこなして経験値が高い場合が多い。

ただし、これも人による。いくら中堅の医者でも、自信過剰の自惚れ屋では危険極まりない。

偏差値の高い大学の医学部には、他学部（例えば工学部など）とのコラボで検査機器や検査手法、治療機器の開発に大変な成果を上げるところはもちろんある。偏差値があまり高くない、いわゆる新設医大出身の医者でも、新設医大であるがゆえに格式や慣習などの制約にとらわれず、革新的な検査や治療の手法に挑戦し、さまざまな検査機器の発明をしたり、画期的な成果を上げている医者もいる。

つまり、大学入試の難易度は、入学時の学生の学力の高さ、あるいは入試テクニックに長けているかどうかは反映しているが、その大学の医学教育の実態や、そこの学生の医者としての適性、優秀さとは、あまり関係がないように思われる。

余談だが、私が学生時代を過ごした大学では、開学間もないこともあって、将来の卒業同窓生の入局を見込んで、限られたスタッフで頑張っていて、どこの科でも教授自らメスを取って執刀していた。

特に私が感動したのは、消化器外科のT教授だった。教授は手術がとてもきれいで速かった。今では電気メスで容赦なく止血して手術を進めるところを、その先生は真皮内の小さな血管一つ一つにもコッヘル鉗子をかけ止血していく。そのため、皮膚切開を終えた段階での術野に出血はほとんどなく、あたかも時計草の花弁のように、360度手術創の周りにきれいなコッヘルの花が咲いたような様相を呈していた。

手術が終わり、手術創の縫合がすんで閉腹したあとの絹糸を束ねて、根本から1本ずつ切って行く時のクーパー剪刀の音がとても印象的だった。

ということで、マイナスの指標では話にならないので、**自分が病気になったとしたら、**

どうやって病院や、診てもらう医者を決めるか、について考えてみたい。

▼私の指標

1. 知人や家族で、**医者もしくは医者に知り合いがいる人**がいれば、連絡を取って、その病気を専門としている医者や、その分野の症例の多い病院を知っているかどうかを問う。同業であれば、病院や医師の評判や実績に通じているはずだからだ。そして診察を受ける病院なり、医師が決まれば、できれば紹介してもらう。

2. 実際に診察を受ける段になったら、症状経過などを細大漏らさず（隠し事はせず）、医者に話す。これを**問診**というが、問診の段階で診察した医者は、八割方、目の前の患者さんが患っている病気の見当をつけている。自分ではたいしたことではないと思っていることでも、重要なカギとなっている場合がある。あらかじめ、**症状の出始めから現在にいたる経過をメモ**して、伝え忘れのないようにする。

3. 医者は問診によって得られた情報からいくつか可能性のある病気を念頭において、さまざまな検査の予定を組み立てる。

ここで、どれだけ可能性のある病気を思い浮かべることができるかによって、その後の診断や治療に大きく差が出る。この差こそ、**良い医者と凡庸な医者の差**になっている。その医者の閃きこそ、長年の経験や知識に裏打ちされた医者としてのセンスなのだ。ただし、ただ長く医者をやっていればいいというものでもない。センスのない者はいくら長くやって経験を積んでいてもヤブ医者のままということも往々にしてある。

4. さて、いろいろ検査をして診断がついたら、医者は患者さんに説明をして治療方針を決める。

この時、**その医者の判断だけで全てを決めて良いか？**と疑問を持たなくてはいけない。気に入る言葉が聞けるまで医者を渡り歩けばいいというわけではないが、今はセカンドオピニオン、サードオピニオンといって複数の医者の意見を聞くという風潮が拡まり、定着しつつある。

だが、これも善し悪しで、検査結果を克明に記した紹介状も持たずにやみくもに複数の医療機関を訪ねても、最初から同じような検査の繰り返しになったりする。

検査にも時間がかかることが多い。検査は、予定の空いているところでしかできないから、検査が終わって診断がつくまで、混んでいる病院では数週間から1～2か月とかかる場合もある。そうしているうちに、最悪、病変が初めの状態からかなり進行したり、悪化した状態になってしまって、当初考えられた治療ができなくなっている可能性だってある。

セカンドオピニオンやサードオピニオンを求める場合には、必ず前医の紹介状を持参すること。前医に遠慮や気がねをすることはない。紹介状を書き渋るような医者は端から信頼してはいけない。

セカンドオピニオンがなくても、ある程度の情報を集めた上で選択した医者なら、その説明、診断に納得して治療を任せてもいい場合もあるはずだ。

治療が始まったら、**症状や体調の変化を逐一報告**するほうがいい。入院しているなら、どこの病院でもおそらく毎日医者の回診があり、看護師の見回りが一日数回はあるから、そのたびに状態の変化を告げればよい。外来治療であれば、毎日の状態——痛みや食欲の有り無し、排尿、排便の状態など——を記録し、診察を受けた際に告げるといい。

そのままの治療でよいのか、何か検査や治療の追加が必要ではないか、などの判断材料になる。

5. 幸いにして診断が的中し、治療法も的を射てうまく奏功し、病気が治癒し、退院なり、治療終了なりが宣言され、無事解放されたら、めでたし、めでたし、となるわけだ。

▼医療機関受診時にこころがけていただきたいこと

最後に、重複をいとわず、注意事項をまとめておこう。

受診の理由、症状や気になることや症状、発症時から受診に至るまでの症状の経過の詳細を、包み隠さず、できるだけ正確に伝える。くれぐれも不本意なウソつきにならないように。

前日に食べたもの、普段と違う行動（山や海へ行った、など）をとらなかったか、滅多に会わない人に会わなかったか、初めての異性または同性との濃厚な接触がなかったか、などなど、細大漏らさず、正直に話してほしい。

受けた検査や治療で不具合があったら、時を移さず医者や看護師に伝えてほしい。

受診までに受けた健診結果などがあれば、持参するとよい。これにあまり興味を示さない医者はヤブといっていい。

▼かかりつけ医の評価ポイント

1. その医者は、患者さんの話をよく聞いているか。

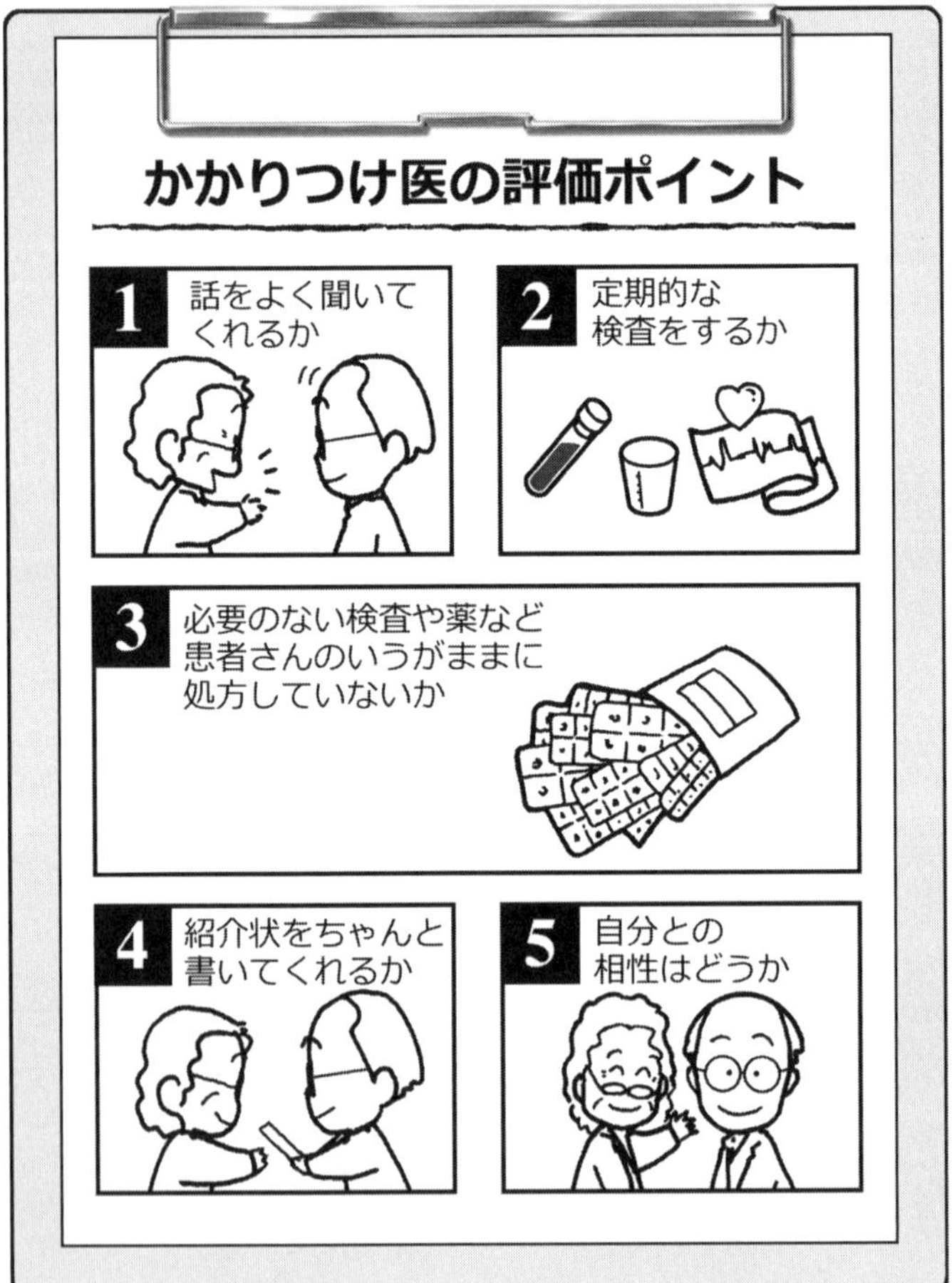
かかりつけ医の評価ポイント
1
話をよく聞いてくれるか
2
定期的な検査をするか
3
必要のない検査や薬など患者さんのいうがままに処方していないか
4
紹介状をちゃんと書いてくれるか
5
自分との相性はどうか

2. 定期的に採血や検尿、心電図、胸部X線撮影など、必要な検査をするか。
3. 内服薬や点滴、必要のない検査など、患者さんのいうがままに処方、指示をしていないか（これはいけないことです）。
4. 他医への紹介や紹介状の記載をこころよく引き受けてくれるか。
5. 自分との相性はどうか。

とうとうヤブになってしまったかもしれない自分自身への自戒を込めて、業界あるあるを書いてみた。これらはすべて私の個人的見解です。

お気に障る方がいらしたら、平にご容赦を。

結び――「医は仁術なり」の精神

いろいろ医者の悪口を書いてきたような気がしないでもないが、これらは、自分への戒めでもある。

▼医者は強欲？

さまざまなドラマや小説で、医者は拝金主義や権威主義、権力欲の権化として描かれることが多いが、実際にはどうだろうか。

ごく一部にはそういう医者がいるとしても、残りの多くは、基本的には医療行為に専念し、病院の利益率などに関しては割と無頓着に仕事をしている。ほんとに医者はみな井の中の蛙で世間知らずが多いのだ。

病院組織であれば、院長などの管理職は経営会議に参加するなど、ある程度の経営責任を担ってはいるが、大部分の医師は経営のことは事務方に任せて診療行為をしている。

個人経営の開業医では経営のことも考えなければいけないから大変だが、それでも事務長や税理士が対処している部分が大きいはずだ。

世間で思われているほど医者はそろばん勘定が得意ではない。

ほとんどの医者に通じて言えることは、その見識や技量、つまり実力には差があったとしても、「医は仁術なり」の精神を根っこに持っている、ということだ。決して「医は算術なり」を本分としているわけではない。

コロナウイルス感染症が世界的に流行し（起源については諸説あるようだが）、パンデミックを引き起こして2年が経とうとしている。その間の医療関係者の命がけの奮闘が「医は仁術なり」を端的に証明している。

今回のようなパンデミックの事態に際しては、医者は我が身の危険をも省みず、文字通り命を賭して治療にあたっている。ワイドショーでコメントを述べるばかりの偉い教授もいるが、現場の医者は、昼夜を問わず、とにもかくにも患者さんの治療にあたっている。

医者ばかりではない。看護師さんも、技師さんも、看護助手の方々も、施設維持の方々、事務職の方々、すべての方たちが一つのことに対して闘いを続けている。コロナ感染症流行地の医療現場のスタッフたちの尽力を思うと頭が下がる。

その闘いの中で、自らもコロナウイルス感染症に罹患し、その後辛くも生還、後遺症に悩まされながらも、また患者さんの治療にあたっている医者もいると聞く。

私の出身大学の数年後輩の医師が（直接面識はないが）、コロナ感染症に罹患し、人工呼吸器につながれ、やっと回復に向かった辺りから、みずからの体験、状態を実際の症例のレポートとしてSNSにUPされていた。痛々しい画像であったが、気力は十分、コロナウイルスとの闘いの実際を伝える貴重な報告となっていた。

彼らをその行動に駆り立てるものは、ただただ患者さんを救いたいという、シンプルな使命感だけなのだ。回復した患者さんの笑顔を見るためだけに頑張っているのだ。

▼「七三一部隊」

ただ、歴史的に見ると、医者がただ己の正義感に従ってのみ行動できた、とは言い難い場合もあった。それは、戦時下などでは特に顕著となる。

疾病が人間の生命を奪う可能性のあるのは自明のことだから、それを戦争の兵器として使おうと考える輩が出てくるのは必然と言える。

本来、疾病の治療を本分とする医者が、自らの探求心や栄達を望む心を満足させようと、国やその他の思惑に沿って対立する国や個人、団体に対して害をなそうとした時、悪魔に魅入られたような悲劇が訪れる。

昨年、私は長年温め、書き進めていた第二次世界大戦中の細菌戦部隊「関東軍第七三一部隊」についての創作である小説を上梓した（『骨の記憶――七三一殺人事件』福原加壽子名で執筆）。原稿が完成したのは、中国で新型コロナウイルス感染症が起こる前、発表もされていない時だった。

その小説は発表の当てもなかったが、まもなくコロナ感染症が世界的流行をみせ、感染源が中国武漢にある細菌やウイルスの研究所ではないかとの噂が飛び交う中、拙著の発表はこの機を逃してはならないと考え、知人の伝を頼りに出版にこぎつけた。世界的なパンデミックがまさに始まろうとしていた時だった。

七三一部隊の活動では、ペスト菌、チフス菌、赤痢菌、炭疽菌の培養及び感染実験、兵器への応用、梅毒の感染実験、凍傷実験などが有名であり、時代的にはウイルスの培養や実態把握はいまだ不可能であったが、ウイルス感染症の研究があったことは、小説としては許されるだろうと、ストーリーの中でウイルス感染症の人体実験に言及したところがある。

ところが、改めて七三一部隊に関する文献を読み返してみると、七三一部隊を率いた石井四郎中将は1938（昭和13）年の5月、7月、39年8月中旬から12月までと数回、北満（中国東北部北部）の各地で発生した流行性出血熱について、40年に「所謂孫呉熱ノ研究」として論文を発表（日本伝染病学会雑誌第十八巻）し、42年3月29日の第11回日本医学会総会軍陣医学部会、最後の58番目の講演として「所謂孫呉熱ノ研究」を発表している。

この流行地の名前にちなんで「孫悟熱」として発表された感染性の疾患は、42年12月19日、正式に「流行性出血熱」と命名された。この感染症は、高熱、皮膚からの出血、紫斑（内出血）の発生、視力障害、吃逆、眩暈、蛋白尿などが症状としてあらわれる。症状、経過からウイルス感染症を疑う病態であり、現在ではハンタウイルス感染症である「腎症候性出血熱」と同一疾患であると判明している。拙著の七三一部隊でのウイルスの培養、人体への接種というエピソードもあながち荒唐無稽な着想ではなかったということだ。

細菌やウイルスなど生物兵器を戦争の兵器として使用することは、表向き禁止されている現代にあっても、それらの研究は続けられているとみていい。

▼陰の部分

兵器として開発する以上は、それが味方に疾病をもたらしては本末転倒となる。生物兵器から味方の兵士や自国民を守るためには、それらの開発と同時に生物兵器に対抗しうる予防薬、ワクチン、治療薬などの開発もペアでなされているはずなのだ。それらの対策が完成しないうちは、自国の兵士や国民を守れないため、兵器としては使用ができないからだ。

平時にあっては、それらは製薬会社に莫大な利益をもたらす。感染症と予防薬、ワクチン、治療薬のフルセットは製薬会社にとっては宝の山なのだ。現在行なわれているインフルエンザワクチン、肺炎球菌肺炎ワクチン、子宮頸癌ワクチン、コロナワクチンは、生物兵器開発と無縁とはいえない。

ワクチン接種のための特殊なシリンジ（注射筒）、使い捨ての防護服、フェイスシールド、マスク、フットカバー、消毒液、ワクチン輸送、貯蔵のためのディープフリーザー……。コロナウイルス感染症の予防、治療に関わるさまざまな物品の当初の欠乏、価格の高騰、その後の生産、流通の拡大――。多くの人々の困窮のかげで、非常に潤っている人たちもいる。感染症の犠牲になるのは一般の人々と医療従事者たちだ。

拙著の中で、七三一部隊では日本人も人体実験の犠牲になったとしたが、実際には日本人を実験の対象とすることはなかったようだ。不幸にして病原体に感染して亡くなられた隊員や、実験助手の人もおられたようだが、基本的には彼らが実験対象としたのは、中国人、韓国人、ロシア人などの外国人で、主には日本軍占領下のアジア人であった。日本人以外のアジア人は人種的に下等であるという誤った人種差別の胸糞の悪くなる当時の思想が大きく影響していただろう。

本来人を救うことを目的とする医者が、戦争という狂気によって人を人として尊重せず、まるで実験動物のように扱ってしまう。戦争という集団催眠的な狂気を二度と繰り返してはならない。そのことを大きな声で伝えることも、仁術を生業とし、生命をあずかる医者の務めだと思うのだ。

さて、このように医療の問題は日常的な事柄から世界レベルの事象まで、多岐にわたっている。この本によって、医療全般へさらなる関心をもってもらうことや、医者選びの参考、誤った医療に遭遇しないための一助となれば望外の喜びである。

［著者紹介］
もののおまち
本名：福原（旧姓・川村）加壽子
1957年生まれ
青森県五所川原市在住
学歴　：獨協医科大学医学部卒
　　　　弘前大学大学院医学研究科博士課程修了
職歴　：医学博士　内科勤務医
　　　　日本内科学会認定総合内科専門医
　　　　日本消化器内視鏡学会認定消化器内視鏡専門医
著書　：『骨の記憶　七三一殺人事件——虚妄の栄光とウイルス兵器』
　　　　福原加壽子名で、2020年、言視舎
　　　　『真っ白な闇— Death by hanging』2021年、言視舎

装丁……山田英春　DTP組版……勝澤節子
編集協力……田中はるか　イラスト……工藤六助

Dr.おまちの「お医者さま」ウォッチング
現役医師が本音で教える「医者」の見極め

発行日❖2021年12月31日　初版第1刷

著者
もののおまち

発行者
杉山尚次

発行所
株式会社言視舎
東京都千代田区富士見2-2-2 〒102-0071
電話 03-3234-5997　FAX 03-3234-5957
https://www.s-pn.jp/

印刷・製本
モリモト印刷㈱

ISBN 978-4-86565-215-4 C0036

言視舎刊行の関連書

978-4-86565-213-0

真っ白な闇

Death by hanging

もののおまち著

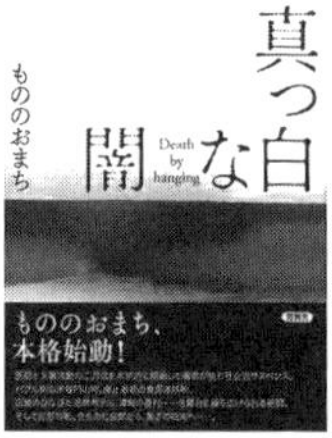

大胆な展開で巨悪を見据える。医師と文筆活動の二刀流を本格的に開始した著者が挑む社会派サスペンス。渋谷、廃止直前の青函連絡船、函館、津軽を舞台に繰り広げられる死闘、そして巨悪の影。息をのむ展開から、驚きの結末へ。

四六判並製　定価1600円＋税

978-4-86565-190-4

骨の記憶　七三一殺人事件

虚妄の栄光とウイルス兵器

福原加壽子著

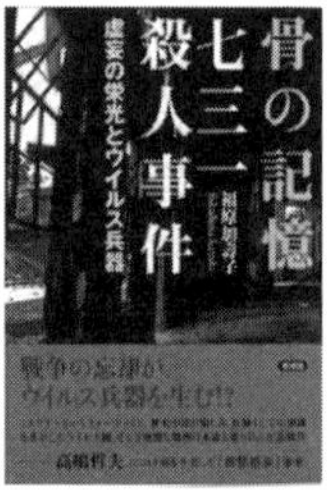

「この秘密は墓場までもっていけ」——そんな無法がゆるされるのか？　どんな大義があろうと戦争は徹頭徹尾おぞましい。それを直視し、忘却してはならない。フィクションを通じて、戦争犯罪の社会的隠ぺいの構造を問う意欲作。

四六判並製　定価1500円＋税